呼吸系统疾病影像诊断基础及案例分析

（供呼吸科研究生、规培医师、住院医师使用）

主编　李少峰　刘良倚

全国百佳图书出版单位

中国中医药出版社

·北　京·

图书在版编目（CIP）数据

呼吸系统疾病影像诊断基础及案例分析 / 李少峰，刘良倚主编 . -- 北京：中国中医药出版社，2024. 12.
ISBN 978-7-5132-9065-4

Ⅰ. R560.4

中国国家版本馆 CIP 数据核字第 20247G343L 号

中国中医药出版社出版

北京经济技术开发区科创十三街 31 号院二区 8 号楼
邮政编码 100176
传真 010-64405721
河北盛世彩捷印刷有限公司印刷
各地新华书店经销

开本 710×1000 1/16 印张 11 字数 180 千字
2024 年 12 月第 1 版 2024 年 12 月第 1 次印刷
书号 ISBN 978-7-5132-9065-4

定价 58.00 元
网址 www.cptcm.com

服 务 热 线 010-64405510
购 书 热 线 010-89535836
维 权 打 假 010-64405753

微信服务号 zgzyycbs
微商城网址 https://kdt.im/LIdUGr
官 方 微 博 http://e.weibo.com/cptcm
天猫旗舰店网址 https://zgzyycbs.tmall.com

《呼吸系统疾病影像诊断基础及案例分析》

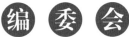 编 委 会

陈乐蓉（江西省胸科医院）

陈科胜（江西中医药大学）

金桂林（江西中医药大学附属医院）

胡　聪（江西中医药大学）

柯　颖（江西中医药大学附属医院）

柯诗文（江西中医药大学附属医院）

侯志波（南京市胸科医院）

徐　磊（江西中医药大学附属医院）

高　洁（南昌市洪都中医院）

黄　敏（宜黄县人民医院）

黄汉灿（桂林市人民医院）

黄春燕（江西中医药大学附属医院）

黄家玉（华东交通大学）

曾　韬（鹰潭市中医院）

谢荣芳（江西中医药大学）

赖海斌（赣州市第五人民医院）

阙际汀（江西中医药大学）

裴秋兰（江西中医药大学附属医院）

封面设计思路　　王昕磊（江西中医药大学附属医院）

前 言

随着医学影像技术的不断发展,影像诊断在呼吸系统疾病的诊断和治疗中发挥越来越重要的作用。呼吸系统疾病影像诊断是医学影像学的一个重要分支,主要利用各种影像技术对呼吸系统疾病进行诊断、评估和治疗。呼吸系统疾病是一类常见的疾病,包括肺炎、肺癌、哮喘、慢性阻塞性肺疾病等,这些疾病对患者的健康状况和生命质量产生严重影响,因此及时进行诊断和治疗至关重要。

本书旨在为读者提供呼吸系统疾病影像诊断的基础知识和实际案例分析。

首先,本书介绍了呼吸系统疾病影像诊断的基本原理和方法,介绍了细胞学、微生物学及肿瘤基础知识,帮助读者更好地理解呼吸系统疾病的影像学特点。这些基础知识将为读者理解后续案例分析提供必要的背景信息。

其次,本书通过丰富的案例,展示了不同疾病在影像上的特征性表现,帮助读者掌握如何通过影像诊断来识别和评估呼吸系统疾病。这些案例涵盖了肺炎、肺癌、肺结核、慢性阻塞性肺疾病等常见疾病,以及支气管扩张症、肺栓塞等特殊疾病。

此外,本书融入了对呼吸系统疾病影像诊断面临的挑战的分析,以及对该领域的展望。随着医学技术的不断进步,影像诊断在呼吸系统疾病诊疗中的应用也在不断拓展和深化。当前影像诊断技术面临的挑战包括微小病灶的检出、病变良恶性的鉴别等。

总之,本书可以作为一份全面、实用的呼吸系统疾病影像诊断指南进行阅读。希望本书能够为医学影像专业学生、临床医生和相关领域研究人员在呼吸系统疾病影像诊断领域的学习和实践提供参考和有力支持。

本书编委会
2024 年 10 月

目 录

上篇
呼吸系统疾病影像诊断基础

下篇
呼吸系统疾病影像诊断案例分析

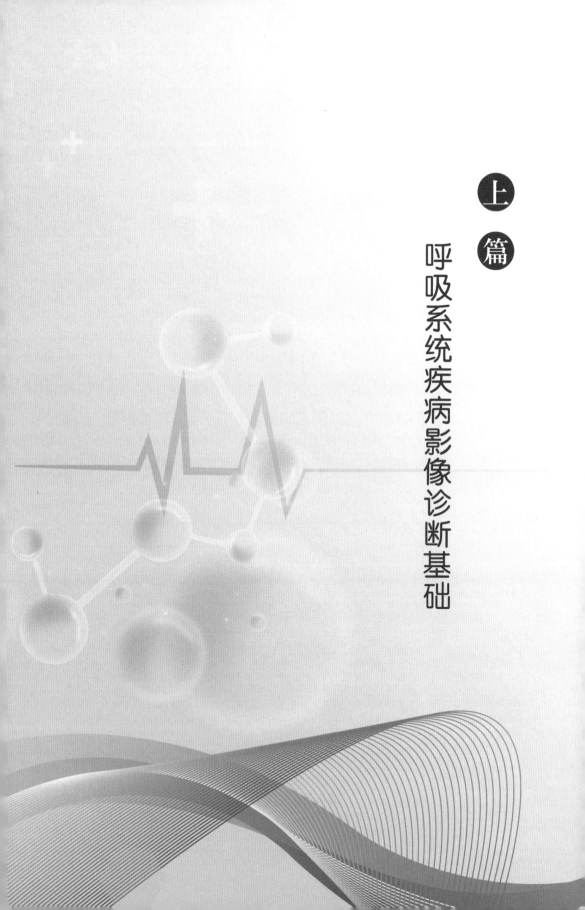

上篇

呼吸系统疾病影像诊断基础

第一章 呼吸系统疾病 CT 检查方法及运用

第一节 CT 平扫

为患有呼吸系统疾病的患者进行计算机断层扫描（CT）检查时首先要做平扫。做 CT 平扫检查时，患者常规取仰卧位，扫描范围是从肺尖至肋膈角的全部胸部。常规 CT 平扫读片时需要对纵隔窗和肺窗进行观察，纵隔窗的窗宽 300~500Hu（CT 值单位），窗位 30~50Hu，肺窗的窗宽 800~1500Hu，窗位 600~800Hu。观察胸壁骨质病变时需要对骨窗进行观察，骨窗的窗宽1000~2000Hu，窗位 150~1000Hu（图 1-1）。

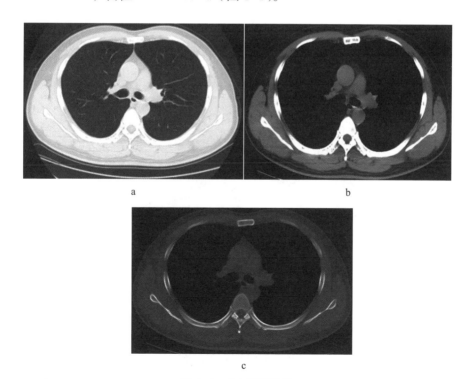

a

b

c

图 1-1 CT 平扫图像

注：图 a 为肺窗；图 b 为纵隔窗；图 c 为骨窗。

第二节　高分辨 CT

高分辨 CT（HRCT）扫描采用薄层、高空间分辨率算法重建和缩小扫描范围，提高了 CT 影像的空间分辨率，提高了清晰度，层厚一般为 1.5~2.0mm，现今临床实际已经运用重建 0.625mm。HRCT 适用于肺内小病灶、支气管扩张、肺内弥漫性间质病变或肺泡相关疾病的检查，特别是如今临床上有肺小结节的患者较多，因此常规建议采用 HRCT 扫描观察。

第三节　CT 增强扫描

CT 增强扫描是采用注射对比剂（碘剂）的方式进行扫描成像的检查，增强扫描可以清楚地显示病变的血供情况及与血管的关系，可用于肺门、纵隔淋巴结与血管的鉴别，还可用于肺动脉栓塞、主动脉夹层、主动脉瘤及血管畸形的诊断（图 1-2）。

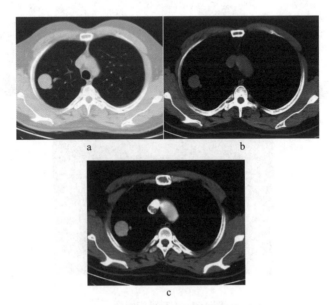

图 1-2　CT 平扫与增强扫描图像对比

注：图 a 及图 b 为 CT 平扫图像；图 c 表示注射对比剂增强扫描后发现右肺结节明显均匀强化。

第四节 最大密度投影和最小密度投影

最大密度投影（MIP）：可清楚地显示胸部血管壁的钙化斑块，以及血管、气管、食管内支架情况。

最小密度投影（MinIP）：主要用于显示密度明显偏低的含气器官（图1-3）。

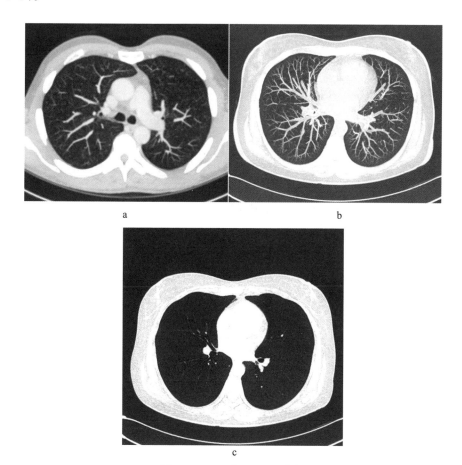

图 1-3　MIP 与 MinIP 成像

注：图 a 表示通过 MIP 成像，可以更直观地显示肺内多发小结节；图 b 为正常肺 MIP 成像；图 c 为正常肺组织 MinIP 成像。

第五节　呼吸双相扫描技术

　　肺部常规 CT 扫描是患者在吸气后屏住气进行扫描，获得的是单相图像，无法观察肺部功能的改变，而双相扫描获得的是患者深吸气末和深呼气末两个时相的成像，将二者作比较，可以明确地了解肺部生理或病理状态下肺血液灌注量和通气量的基本情况。通过分析呼吸双相扫描成像可以发现临床肺功能检查和肺部常规 CT 扫描不能发现的局灶性气体潴留（图 1-4）。

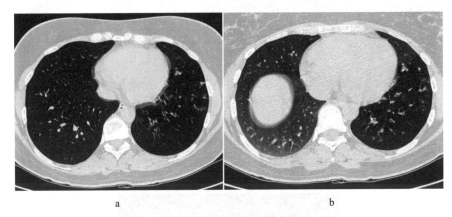

a　　　　　　　　　　　　　　　　b

图 1-4　呼吸双相扫描成像

　　注：图 a 为吸气相成像；图 b 为呼气相成像。通过对比呼吸双相扫描成像，可以发现左肺下叶部分支气管壁增厚、扩张，有明显的空气潴留。

参考文献

［1］W. 理查德·韦伯，内斯特·L. 穆勒，戴维·P. 耐迪. 高分辨率肺部 CT
　　　［M］. 潘纪戊，胡荣剑，译. 5 版. 北京：中国科学技术出版社，2017.
［2］唐光健，秦乃姗. 现代全身 CT 诊断学［M］. 3 版. 北京：中国医药科技
　　　出版社，2013.

第二章　呼吸系统正常解剖

第一节　肺部

一、支气管树

在肺门处，左、右主支气管（一级支气管）分为肺叶支气管（二级支气管），进入肺叶。左肺有上叶和下叶支气管，右肺有上叶、中叶和下叶支气管。肺叶支气管经"第二肺门"（各肺叶的叶支气管和肺血管的分支或属支等结构出入肺叶处）进入肺叶后，陆续再分出次级支气管，即肺段支气管。全身各级支气管在肺叶内如此反复发出分支直达肺泡管，共分23~25级，整体上形状如树，称为支气管树（图1-5）。

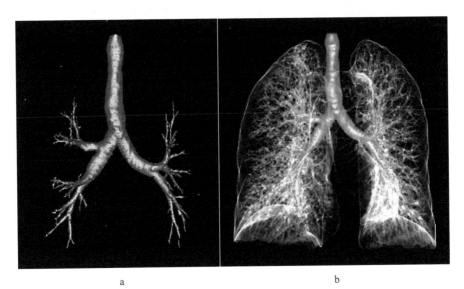

a   b

图1-5　支气管树三维成像效果图

二、支气管肺段

支气管肺段是每一肺段支气管及其分支分布区的全部肺组织的总称，通常左、右肺各有 10 个肺段。有时左肺会出现共干肺段支气管，比如后段和尖段、前基底段和内基底段支气管形成共干时，左肺就只有 8 个支气管肺段（图 1-6、图 1-7）。

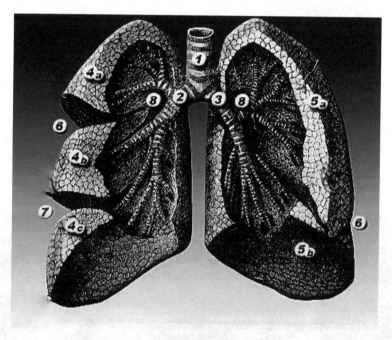

图 1-6　肺部支气管、肺叶示意图

注："1"表示气管，"2"表示右支气管，"3"表示左支气管，"4"表示右肺上叶（4a）、中叶（4b）和下叶（4c），"5"表示左叶上叶（5a）和下叶（5b），"6"表示左肺斜裂和右肺水平裂，"7"表示右肺斜裂，"8"表示肺动脉。

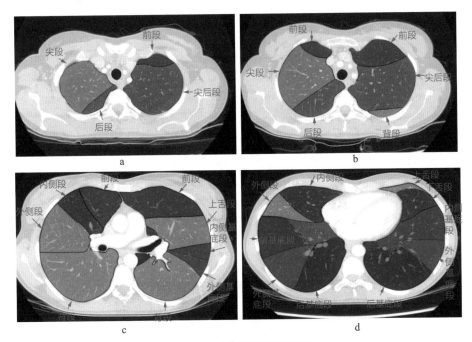

图 1-7　支气管肺段示意图

三、肺动脉

　　肺动脉主干位于心包内，系一粗短的动脉干，起自右心室，在主动脉的前方向左后上方斜行，至主动脉弓的下方分为左、右肺动脉，经肺门分别进入左、右肺，伴行支气管的逐级分支，多数走行于各级支气管的后外侧，最后形成肺泡毛细血管网，分布于肺泡壁（图 1-8 至图 1-11）。

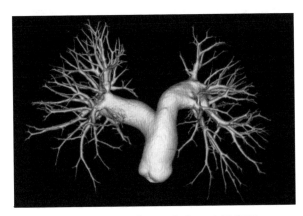

图 1-8　肺动脉虚拟现实（VR）示意图

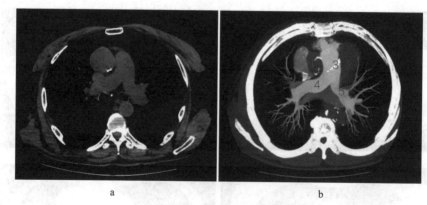

a　　　　　　　　　　b

图 1-9　肺动脉层面

注："1"表示升主动脉，"2"表示降主动脉，"3"表示主肺动脉，"4"表示右肺动脉，"5"表示
左肺动脉。

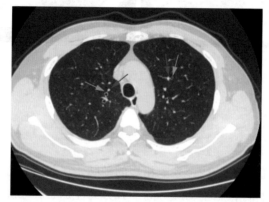

图 1-10　在胸部 CT 轴位上，肺动脉（红色箭头）与
支气管（黄色箭头）伴行，呈类圆形

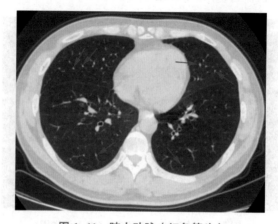

图 1-11　肺小动脉（红色箭头）

10

四、肺静脉

肺静脉起自肺门，向内侧穿过纤维心包，注入左心房后部。肺静脉将含氧量高的血液输送到左心房。左肺上、下静脉分别收集左肺上、下叶的血液，右肺上静脉收集右肺上、中叶的血液，右肺下静脉收集右肺下叶的血液。

肺静脉引流来自肺泡毛细血管、支气管和血管壁的毛细血管网，次级肺小叶间隔（SPL）小叶内间隔静脉，以及脏层胸膜的静脉（图 1-12）。

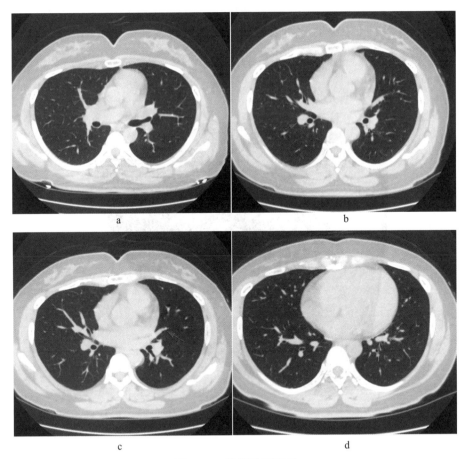

图 1-12　肺静脉示意图

注：图 a 箭头标记处为右上肺静脉；图 b 箭头标记处为右下肺静脉；图 c 箭头标记处为左上肺静脉；图 d 箭头标记处为左下肺静脉。

五、次级肺小叶

次级肺小叶是由结缔组织间隔包绕的最小肺单位，小叶支气管远端包括3~5支呼吸性细支气管。肺小叶周围的结缔组织间隔称为小叶间隔，其内有静脉及淋巴管。小叶中心有小叶支气管及伴行的肺动脉。肺小叶直径为1.0~3.0cm。做CT检查时，肺脏外围的肺小叶容易显示，表现为多边形，基底部位于脏层胸膜。正常情况下CT图像上不显示小叶间隔，HRCT图像上偶尔显示，表现为与胸膜垂直的线状高密度影，与胸膜相连。小叶中央的点状结构称为小叶核，为小叶中央动脉的显影，小叶核距离小叶间隔及胸膜约1.0cm。小叶中央动脉周围有细小的分支状线样高密度影（图1-13至图1-15）。

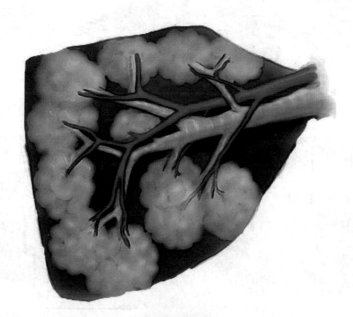

图1-13 次级肺小叶整体示意图（陈雅婷绘）

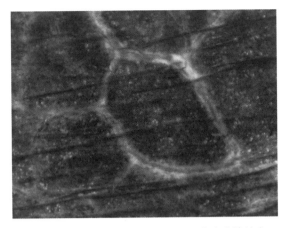

图 1–14 次级肺小叶大体解剖图（陈雅婷绘）

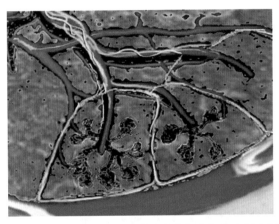

图 1–15 次级肺小叶中心见小叶中央动脉（蓝色）与终末细支气管（黑色），
淋巴管（黄色）和静脉（红色）在小叶间隔内穿行（陈雅婷绘）

六、肺间质

肺间质是指肺的纤维结缔组织构成的网状框架结构，存在于支气管和血管周围，小叶间隔，以及脏层胸膜下由结缔组织组成的支架和间隙，包括各级支气管和血管周围的纤维结缔组织，小叶间隔，以及胸膜下和肺泡壁的纤维结缔组织。正常的胸部 CT 图像上一般看不见肺间质，肺间质在增厚的情况下可以在 CT 图像上显示。

肺间质可分为以下三部分（图 1–16）。

1. 支气管血管周围间质

支气管血管周围间质包绕支气管和肺动脉的纤维系统，在肺门旁区。支气管血管周围间质构成包绕支气管和肺动脉的结缔组织鞘。该间质纤维系统的周围延续部分与小叶中心细支气管及动脉相邻，称为小叶中心间质。

2. 胸膜下间质

胸膜下间质位于脏层胸膜下，以纤维囊包围肺组织，从该处结缔组织间隔穿入肺实质内。

3. 小叶内间质

小叶内间质是薄纤维网格，构成肺泡壁上细小的纤维组织网，是小叶中心内小叶中心间质、小叶间隔及小叶周围胸膜下间质之间的桥梁。

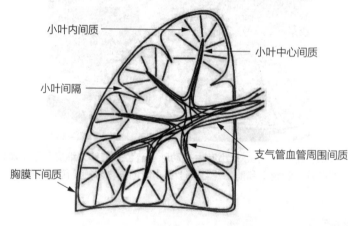

图 1-16 肺间质示意图（陈雅婷绘）

第二节 纵隔

一、纵隔解剖

纵隔是两侧纵隔胸膜间全部器官和结构的总称。纵隔上窄下宽、前短后

长。惠滕（Whitten）等人 2007 年在《放射影像学》（*Radiographics*）上发表的
文章中提出纵隔三分法，即将纵隔分为前纵隔、中纵隔及后纵隔（图 1-17）。

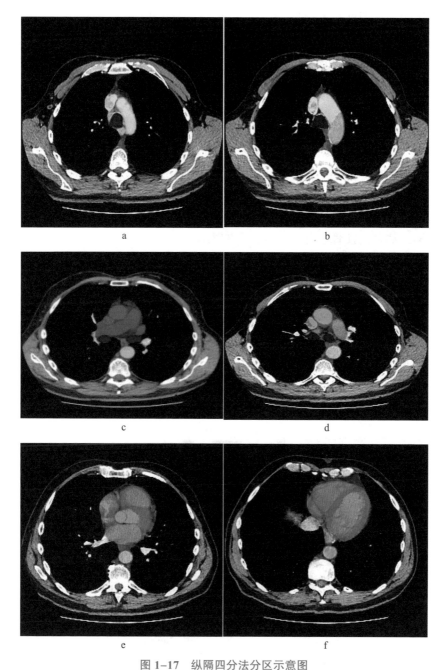

图 1-17　纵隔四分法分区示意图

注：图中绿色区域为上纵隔，橙色区域为前纵隔，紫色区域为中纵隔，蓝色区域为后纵隔。

呼吸系统疾病影像诊断基础及案例分析

上纵隔：指胸骨与下方心包、上方升主动脉和头臂静脉间的区域，包括胸腺、淋巴结，少数情况下还有增大并下延伸的甲状腺。

中纵隔：前界是心包前缘，后界是心包后缘和气管后壁，包括心脏、主动脉、气管、上腔静脉、下腔静脉、肺动静脉、淋巴结及神经。

下纵隔：前界为气管后壁和心包后缘，后界定义模糊，大致为椎体前缘，包括食管、胸导管、降主动脉、迷走神经、奇静脉及淋巴结。

二、纵隔淋巴结分区

芒廷（Mountain）和德莱塞（Dresler）对区域淋巴结进行了如下分区（图 1-18、图 1-19）。

第一部分：锁骨上淋巴结，1 区淋巴结。

第二部分：纵隔淋巴结。

上纵隔淋巴结：2、3、4 区淋巴结。

主动脉旁淋巴结：5、6 区淋巴结。

下纵隔淋巴结：7、8、9 区淋巴结（7 区为隆突下淋巴结，8 区为隆突以下食管旁淋巴结，9 区为肺韧带淋巴结）。

第三部分：胸膜反褶外淋巴结。

另有 10、11、12、13、14 区淋巴结。

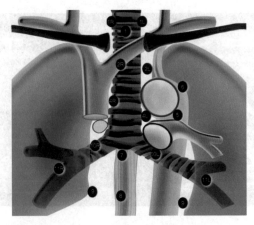

图 1-18　纵隔淋巴结分区示意图（陈雅婷绘）

注：图中的"L"表示左侧，"R"表示右侧。下同。

16

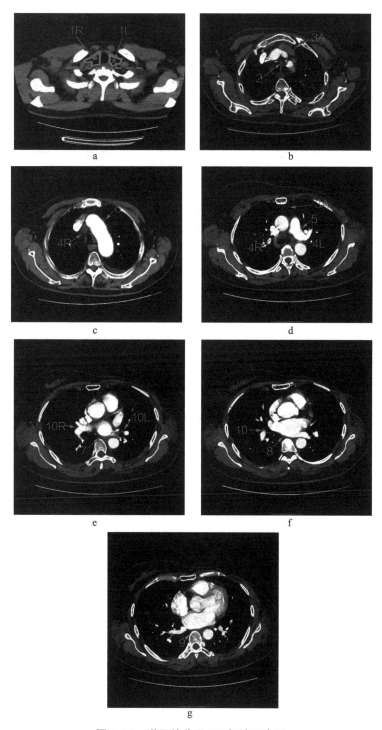

图 1-19　淋巴结分区 CT 标注示意图

呼吸系统疾病影像诊断基础及案例分析

参考文献

［1］柏树令.系统解剖学［M］.7版.北京：人民卫生出版社，2008.

［2］W.理查德·韦伯，内斯特·L.穆勒，戴维·P.耐迪.高分辨率肺部CT［M］.潘纪戊，胡荣剑，译.5版.北京：中国科学技术出版社，2017.

［3］唐光健，秦乃姗.现代全身CT诊断学［M］.3版.北京：中国医药科技出版社，2013.

第三章 常见肺恶性肿瘤病理

第一节 肺的正常解剖学与正常组织学

一、肺的正常解剖学

肺可大致分为肺叶、肺段和肺小叶。

左肺二叶：左上叶和左下叶，8个肺段。

右肺三叶：右上叶、右中叶和右下叶，10个肺段。

肺段由许多肺小叶组成，小叶直径1~2cm，两肺各有大约50个肺小叶。

二、肺的正常组织学

肺实质由气管和气腔构成，气管包括气管、主支气管、叶支气管、段支气管和终末细支气管等，气腔包括呼吸性细支气管、肺泡管和肺泡等。

气道上皮细胞：纤毛细胞、黏液细胞、基底细胞、神经内分泌细胞、刷细胞和小涎腺细胞。

气腔上皮细胞：克拉拉（Clara）细胞、Ⅰ型肺泡细胞、Ⅱ型肺泡细胞、其他细胞。

第二节 肺上皮恶性肿瘤

一、肺肿瘤的诊断

肺肿瘤的诊断必须结合临床病史、影像学资料和病理形态进行。

例如，鳞状细胞癌常见于中老年男性，有吸烟史，腺癌常发生于不吸烟的女性，儿童很少发生肺肿瘤。

在影像学上，肺肿瘤一般表现为结节（≤3cm）或肿块（>3cm），肺磨玻璃结节（GGN）的恶性可能性大。

肺上皮良性肿瘤很少见，占肺肿瘤的10%左右，最常见的是硬化性肺细胞瘤。

二、常见的肺上皮恶性肿瘤

（一）肺腺癌

肺腺癌是我国发病率、死亡率最高的肿瘤。

1. 浸润前病变：非典型腺瘤样增生

非典型腺瘤样增生（AAH）是肺内小的（≤0.5cm）、局限性和（或）Clara细胞增生性病变，肿瘤细胞沿肺泡壁呈贴壁状生长，轻到中度非典型，呈图钉样，细胞之间有裂隙。

2. 浸润前病变：原位腺癌

原位腺癌（AIS）是小的（≤3cm）局限性腺癌，癌细胞呈贴壁状生长，无间质、脉管或胸膜浸润，无乳头或微乳头生长方式，肺泡腔内无癌细胞聚集，肺泡间隔增宽伴有硬化。AIS可分为非黏液性和黏液性两类，黏液性AIS较为罕见。AIS预后较好，五年生存率达100%。AIS只能用手术切除的标本做出诊断，活检标本无法确定有无浸润。

3. 微小浸润性腺癌

微小浸润性腺癌（MIA）是小的（≤3cm）局限性腺癌，癌细胞以贴壁生长为主，任一视野下间质浸润的最大径≤5mm。浸润成分判定标准为出现贴壁生长以外的类型，如腺泡状、乳头状、微乳头状或实性类型，癌细胞浸润肌纤维母细胞间质。如果肿瘤侵犯淋巴管、血管或胸膜，或出现肿瘤性坏死，或沿气道播散时，则直接诊断为浸润性腺癌。MIA 也只能用手术切除的标本做出诊断，活检标本无法确定有无浸润。MIA 手术切除后预后很好，五年生存率几乎达 100%。

4. 浸润性腺癌

浸润性腺癌分为贴壁生长型腺癌、腺泡状腺癌、乳头状腺癌、微乳头状腺癌和实性腺癌。

贴壁生长型腺癌：癌细胞以贴壁生长为主，至少一个视野下浸润癌成分的最大径 > 5mm。

腺泡状腺癌：主要成分为具有中心管腔的圆形或卵圆形腺体，癌细胞胞质和管腔内可以含有黏液。筛孔样结构是腺泡状腺癌的特点之一。

乳头状腺癌：主要由具有纤维血管轴心的分支乳头构成，突向肺泡腔内。不必考虑是否有肌纤维母细胞的间质。

微乳头状腺癌：癌细胞形成无纤维血管轴心的乳头状细胞簇，与肺泡壁连接或分离脱落至肺泡腔。此型侵袭性强，易发生早期转移，预后差。

实性腺癌：肿瘤呈 100% 实性片巢状生长，需要做黏液染色来证实每 2 个高倍镜视野中有 1 个视野中至少有 5 个肿瘤细胞含有细胞内黏液，据此与低分化鳞癌和大细胞癌相鉴别。以往的透明细胞腺癌、印戒细胞癌归入此类。

5. 浸润性黏液腺癌

肿瘤由含有黏液的杯状细胞或柱状细胞构成，细胞异型性不明显，肺泡腔内常充满黏液。肿瘤细胞呈贴壁状、腺泡状、乳头状和微乳头状生长，以贴壁状生长为主。

6. 胶样腺癌

肿瘤内有大量黏液池，取代了原有的肺泡腔结构。现在将罕见的黏液性囊腺癌归入此类。

7. 胎儿型腺癌

此类腺癌多见于年轻患者，表现为富于糖原、无纤毛细胞组成的腺样结构，常出现特征性核下空泡，腺腔内可见桑葚样鳞状细胞团。

8. 肠型腺癌

肠型腺癌具有结直肠腺癌的一些形态学特征和免疫组化特征，但要排除转移性结直肠癌。

（二）鳞状细胞癌

1. 鳞状细胞癌前体病变

鳞状细胞原位癌：累及鳞状上皮全层的异型增生，没有突破基底膜。

鳞状上皮轻度异型增生：累及鳞状上皮 1/3 层的异型增生。

鳞状上皮中度异型增生：累及鳞状上皮 2/3 层的异型增生。

鳞状上皮重度异型增生：累及鳞状上皮 > 2/3 层的异型增生。

鳞状上皮的异型增生和原位癌是一个连续谱系的组织学改变，在气管和支气管的任何部位都可发生单个或多个病变。

2. 鳞状细胞癌概述

鳞状细胞癌（简称"鳞癌"）常见角化珠和（或）细胞间桥，免疫组织化学技术（简称"免疫组化"）表达鳞癌标记。鳞癌的发病率低于腺癌，男性多见，与吸烟密切相关，也与接触重金属和 HPV 感染相关。病灶大多位于主支气管或叶支气管，常有空腔形成。镜下根据有无角化、角化珠和（或）细胞间桥可分为角化性和非角化性鳞癌，根据肿瘤细胞分化程度和异型性可分为高、中和低分化型鳞癌。

3. 基底样鳞状细胞癌

该类型在形态学上缺乏鳞癌特征，免疫组化表达鳞癌标记。癌细胞小，似基底细胞，呈分叶状排列，周边呈栅栏状。预后比其他非小细胞肺癌差。

4. 淋巴上皮瘤样癌

分化差的癌混合大量淋巴细胞浸润，肿瘤细胞核内存在 EB 病毒。此癌罕见，形态类似于未分化鼻咽癌，患者多为女性。

（三）大细胞癌

大细胞癌是细胞学、组织结构和免疫组化上缺乏小细胞癌、腺癌和鳞癌特点的未分化非小细胞癌。诊断大细胞癌必须充分取材，应用免疫组化和黏液染色排除实性腺癌和非角化性鳞癌后才能做出。

（四）腺鳞癌

腺鳞癌同时具有腺癌和鳞癌两种独立的癌成分。

（五）肺肉瘤样癌

肺肉瘤样癌（PSC）常分为多形性癌、梭形细胞癌、巨细胞癌、癌肉瘤和肺母细胞瘤 5 个亚型，睾丸核蛋白（NUT）癌较为罕见。

1. 多形性癌

巨细胞和（或）梭形细胞成分至少占 10%，其他成分可以是腺癌、鳞癌或未分化非小细胞肺癌。

2. 梭形细胞癌

梭形细胞癌几乎完全由恶性梭形细胞排列成的束状或席纹状结构组成，缺乏分化性癌的成分。

3. 巨细胞癌

巨细胞癌几乎完全由肿瘤性巨细胞（包括多核巨细胞）组成，缺乏分化性癌的成分。

4. 癌肉瘤

癌肉瘤由非小细胞肺癌和含异源成分的肉瘤两种成分混合而成，最常见的是鳞癌，此后依次是腺癌、腺鳞癌和大细胞癌，肉瘤成分依次为横纹肌肉瘤、软骨肉瘤和骨肉瘤，偶尔为脂肪肉瘤或血管肉瘤。

5. 肺母细胞瘤

肺母细胞瘤是由胎儿性腺癌和原始间充质构成的双相性肿瘤。

6. NUT 癌

NUT 癌是一种存在 NUT 基因重排的侵袭性差分化癌，好发于儿童和青少年。免疫组化表达鳞癌指标，提示起自鳞状细胞系。

（六）涎腺癌

1. 腺样囊性癌

90% 的腺样囊性癌发生在气管、支气管内，常呈特征性筛状结构生长，表现为癌细胞围绕具有黏液及玻璃样物的结缔组织生长。

2. 上皮 – 肌上皮癌

上皮 – 肌上皮癌是由上皮和肌上皮两种成分构成的癌。

3. 黏液表皮样癌

黏液表皮样癌常发生于肺中央支气管内，组织学上分为低级别和高级别两个类型，由黏液分泌细胞，鳞状或鳞状样细胞，以及中间型细胞组成不同的形态结构。

（七）神经内分泌癌

1. 神经内分泌癌前驱病变：弥漫性特发性肺神经内分泌细胞增生

弥漫性特发性肺神经内分泌细胞增生（DIPNECH）是神经内分泌癌

（NEC）前驱病变，指肺的神经内分泌细胞（PNEs）在气道黏膜内弥漫增生，当增生的 PNEs 形成结节或乳头并突破基底膜侵犯邻近组织时，称为微小类癌，当肿瘤直径 > 5mm 时，称为类癌。

2. 类癌

类癌（Carcinoid）可分为典型类癌和非典型类癌。

典型类癌（TC）：核分裂数 < $2/2mm^2$，无坏死，肿瘤最大直径 ≥ 0.5cm。

非典型类癌（AC）：核分裂数 $2\sim10/2mm^2$ 和（或）有肿瘤性坏死。

3. 小细胞肺癌

小细胞肺癌（SCLC）肿瘤细胞紧密排列，呈片状生长，可见神经内分泌生长模式（器官样、栅栏状、菊形团、小梁状等）。癌细胞呈圆形、卵圆形，胞浆少，边界不清，核染色质呈胡椒面样、细盐样或细颗粒状，核仁不明显，直径小于 3 个静止期淋巴细胞的直径，核分裂数 > $10/2mm^2$，常伴有广泛坏死。复合性小细胞癌由小细胞癌和非小细胞癌成分组成，后者常为腺癌、鳞癌、大细胞癌等。

4. 肺大细胞神经内分泌癌

肺大细胞神经内分泌癌（LCNEC）病灶呈器官样、栅栏状、菊形团、小梁状等结构排列，细胞体积大，核染色质空淡、粗大或呈细颗粒状，常见核仁，核分裂数 > $10/2mm^2$，常伴有广泛坏死。复合性肺大细胞神经内分泌癌含有鳞癌、腺癌、梭形细胞癌等。

TC、AC 与 SCLC、LCNEC 是两类不同的肿瘤，临床上 TC 和 AC 发病年龄较轻，无性别差异，通常无吸烟史；SCLC 和 LCNEC 好发于老年男性，绝大多数有吸烟史。

TC 和 AC 可伴有微小类癌和 DIPNECH，但从不发生 SCLC 和 LCNEC；SCLC 和 LCNEC 常伴有复合性癌成分，TC 和 AC 不伴有复合性癌成分；TC 和 AC 存在 MEN1 基因突变，但这种基因突变不存在于 SCLC 和 LCNEC 中。

三、免疫组织化学技术与分子检测技术

1. 免疫组织化学技术

在临床上，免疫组织化学技术（简称"免疫组化"）是原发性肺癌的常用检测手段（表 1-1）。

表 1-1   原发性肺癌的常用免疫组化

腺癌	鳞状细胞癌	神经内分泌癌
TTF-1	P40 （特异性高，比例大于 40%）	Syn
Napsin-A	P63	CgA
CK7 （鳞癌也可能为阳性）	CK5/6 （特异性低）	CD56

2. 分子检测技术

我国非小细胞肺癌患者分子变异谱主要体现在腺癌上。非小细胞肺癌基因变异检测主要包括靶向治疗及免疫治疗相关分子病理检测。其中，我国非小细胞肺癌患者分子变异谱主要体现在腺癌。必检基因包括 EGFR、ALK、ROS1、MET 等，指导临床靶向治疗；扩展基因包括 MET、HER2、BRAF、RET、KRAS、NTRK、肿瘤突变负荷、PD-L1 等，用于分子分型确认，指导临床靶向治疗及免疫治疗。该检测适用于肺浸润性腺癌患者，以及经活检组织病理学证实为非腺癌的晚期非小细胞肺癌患者。

参考文献

［1］李继承，曾园山.组织学与胚胎学［M］.9 版.北京：人民卫生出版社，2018.

［2］步宏，李一雷.病理学［M］.9 版.北京：人民卫生出版社，2018.

［3］陈杰，步宏.临床病理学［M］.2 版.北京：人民卫生出版社，2021.

［4］刘彤华.刘彤华诊断病理学［M］.4版.北京：人民卫生出版社，2018.

［5］WHO Classification of Tumours Editorial Board. WHO Classification of Tumours. Thoracic Tumours［M］. 5th ed. Lyon：IARC Press，2021.

［6］中国临床肿瘤学会指南工作委员会.中国临床肿瘤学会（CSCO）非小细胞肺癌诊疗指南2021［M］.北京：人民卫生出版社，2021.

［7］中国临床肿瘤学会指南工作委员会.中国临床肿瘤学会（CSCO）小细胞肺癌诊疗指南2021［M］.北京：人民卫生出版社，2021.

［8］周晓军，刘标.解读2011年IASLC/ATS/ERS肺腺癌国际多学科分类［J］.临床与实验病理学杂志，2011，27（8）：801-805，810.

［9］中华医学会病理学分会，国家病理质控中心，中华医学会肿瘤学分会肺癌学组，等.非小细胞肺癌分子病理检测临床实践指南（2021版）［J］.中华病理学杂志，2021，50（4）：323-332.

第四章　呼吸细胞学

第一节　细胞学概述

一、细胞学介绍

临床细胞学，又称诊断细胞学或细胞病理学，是通过观察细胞微观结构、形态特点来诊断和研究疾病的专业学科。根据样本取材方法的不同，又分为针吸细胞学和脱落细胞学。临床细胞学检查创伤小、方法便捷、安全可靠等优点在临床疾病诊断中发挥了重要作用，特别是近几年，临床细胞学检查通过与免疫组化技术、基因检测技术相结合，大大提高了敏感性、准确性，在国内外得到了迅速发展，临床上可用该技术取代组织活检及部分组织病理学检查。

二、方法学及评价

（一）针吸细胞学

1. 定义

采用外径小于 0.99mm 的针头穿刺或刮取病变组织或肿块的微小组织或细胞成分，进行涂片、染色后观察细胞形态变化从而对疾病进行诊断的方法，称为针吸细胞学，可对皮肤、骨与软组织、淋巴结、乳腺、唾液腺等病变部位直接进行检查，也可在 CT、超声、气管镜、胃镜等的引导下，对肝、脾、肾、胰、肺等的深部病变组织穿刺，进行细胞学诊断。

2. 评价

（1）优点
①一般无须使用贵重设备，经济快捷，易于在各级医院推广。

②取材方便，对机体创伤小，定位准确，疾病诊断正确率较高，遇到可疑诊断时方便对多部位进行反复取材。

③对难以活检的部位，如肺、纵隔、肝、胰腺等深部组织行针吸细胞学检查具有较好的诊断价值。

④针吸组织可用于分子生物学、免疫化学、微生物学等检查。

（2）缺点

①因取材范围小，组织结构及细胞间质欠完整，对某些疾病的诊断较困难。

②对肿瘤的生长方式、浸润特点、原发部位等诊断具有局限性。

3. 注意事项

第一，凝血功能障碍、长期使用抗凝药的患者，禁止做深部穿刺。

第二，深部组织或血管丰富的组织器官不宜反复进行穿刺，以防导致出血或其他并发症。

第三，针吸液应尽快制片、染色，以保证细胞新鲜。

（二）脱落细胞学

1. 定义

将病变组织器官表面脱落的细胞，通过涂片或采用特殊方法抽吸后离心涂片，染色观察细胞形态变化对疾病进行诊断的方法称为脱落细胞学。根据标本来源及制作方法的不同，可大致分为以下两类。

第一，脱落或刮取物：尿液、痰液、乳头溢液、宫颈刮片、支气管刷片、创面刮片等。

第二，浆膜腔积液：胸腔积液、腹水、心包积液、脑脊液、关节积液等。

2. 评价

（1）优点

①简单易行，安全性高。

②检测快速，经济实用，无须使用特殊设备。

③疾病诊断准确率较高。

④可用于微生物学、分子生物学、免疫组化检测。

（2）缺点

①不能全面观察病变组织结构。

②不易对恶性肿瘤细胞做出明确分型。

③阳性诊断具有一定的局限性。

3. 注意事项

样本送检量：建议尽可能提取 100mL 以上的浆膜腔积液，若样本量少于 100mL，则应全部送检。

存放容器：应存放于硬质不吸水的密闭洁净容器内，并标识清楚。

重复送检：必要时可通过重复送检，以提高检测阳性率。

第二节　细胞检验技术与染色

一、标本制作技术

正确、及时进行样本的处理和制片是浆膜腔积液细胞学检查的前提，规范、优质的制片可以提高检查的敏感性和特异性。

（一）一般涂片方法

1. 离心

第一，建议使用一次性尖底离心管（50mL）。

第二，样本静置 15~30 分钟，然后取底部液体 50~100mL 进行离心沉淀处理。

第三，推荐使用具有自动平衡功能的垂直离心机。

第四，初次离心时建议以 2500~3000 转 / 分的转速离心 5 分钟。

第五，血液含量大于沉淀物的 1/2 时，建议使用冰醋酸乙醇液处理并进行第 2 次离心沉淀。

2. 涂片方法

第一，尽量弃净上清液，使得沉淀物中残留的液体尽可能少。

第二，用吸管等不吸水工具提取沉淀物，直接涂片、推片或对拉涂片，动作轻柔、快速。

第三，沉淀物量丰富（＞2mL）时选择上 1/3 沉淀物量进行涂片制作，量较少时尽量全部提取并制作涂片。

第四，每例每次涂片 ≥ 2 张。

3. 注意事项

第一，涂片应及时、快速，标本凝固后会出现细胞变形或破坏，影响检测质量。

第二，涂片应轻巧，以免损伤细胞。

第三，涂片厚薄因标本所含细胞丰富程度的不同而不同。

（二）液基制片

1. 制片方法

第一，沉淀物量较多时（＞2mL）吸取沉淀物上 1/2 放入液基保存瓶进行预固定等处理，量较少时（＜2mL）则将沉淀物全部放入液基保存瓶进行预固定处理。

第二，按照细胞分散、细胞收集、细胞转送等步骤制作液基涂片 1~2 张。

2. 注意事项

①加样量根据所含细胞丰富程度的不同而不同。

②血液含量较高时，建议使用冰醋酸乙醇溶液处理。

二、染色技术

（一）瑞－姬氏染色

1. 染色原理

瑞－姬氏染料是由酸性伊红及碱性亚甲蓝染料溶解于甲醇及丙三醇溶液后组成的有机化合物。细胞成分内含有不同等电点的蛋白质，在相同 pH 下带有不同电荷，能通过选择性吸附相应的染料而着色。

2. 染色方法

第一，涂片制好后干燥固定，平铺于染色架上。

第二，滴加瑞氏染液于涂片上，以染液铺满细胞成分为宜。

第三，静置 30~60 秒，然后滴加等量缓冲液。

第四，染色 20~30 分钟，然后用流水冲洗，待晾干后镜检。

3. 注意事项

第一，涂片应自然晾干固定，不可烘烤。

第二，染料需要足量使用。

第三，流水冲洗前不得先倾去涂片上的染料。

第四，染色时间应根据室温及细胞量适当进行调整。

（二）巴氏染色

1. 染色原理

巴氏染料主要由苏木精、伊红、橘黄、淡绿等构成，其中苏木精易于对细胞核着色，其他染料通过与不同的化学成分结合而显色。在染色过程中，经过严格的梯度脱水过程，可使细胞成分与染料充分结合。

2. 染色方法

第一，将细胞涂片置于 95% 乙醇溶液内固定 15~30 分钟。

第二，苏木精染色 3~5 分钟，然后进行流水冲洗。

第三，用 0.25%~0.5% 盐酸乙醇分化数秒后进行流水冲洗。

第四，乙醇梯度脱水。

第五，橘黄溶液染色 5~7 分钟。

第六，95% 乙醇浸洗 2 次。

第七，纯乙醇脱水。

第八，透明剂浸泡后封片。

3. 注意事项

第一，制片后应立即固定。

第二，苏木素染色时间应根据试剂配制时间及室温进行适度调整。

第三，盐酸乙醇分化后应立即进行流水冲洗。

第四，封片前涂片应保持干燥。

第三节　肺部疾病的细胞学诊断

一、肺正常细胞

（一）柱状上皮细胞

1. 纤毛细胞

外观呈柱状，大小较一致，胞核呈椭圆形或长梭形，核染色质呈颗粒状，核仁无或较小，有时尾部可见纤毛。

2. 杯状细胞

又称黏液柱状上皮细胞，外观多呈卵圆形或梨形，胞核呈圆形，位于底部，核染色质细致均匀，核仁小而胞质灰蓝，内含黏液空泡，大多成群分布。哮喘、慢性支气管炎或支气管扩张症可见杯状细胞数量增多。

（二）肺泡上皮细胞

1. I 型肺泡上皮细胞

数量较多，覆盖于肺泡表面，呈扁平状，胞核呈圆形，位置居中。

2. II 型肺泡细胞

数量较少，多呈圆形或立方形，镶嵌于 I 型肺泡上皮细胞中间，发生病变时数量增多。

（三）其他细胞

组织细胞或巨噬细胞常散在分布，部分可见吞噬现象。其他还有中性粒细胞、嗜酸性粒细胞、淋巴细胞等。

二、肺良性病变细胞学诊断

（一）肺脓肿

1. 临床特点

该病属于非特异性渗出性组织炎症，常由细菌感染，特别是厌氧菌感染所致。

该病多发生于右肺上叶，可吸出脓血性分泌物。

2. 细胞学特点

第一，涂片可见大量中性粒细胞、坏死物、退化细胞及细胞碎片。

第二，背景可见少量组织细胞及吞噬细胞。

（二）肺炎

1. 临床特点

由多种细菌感染引起的肺部炎症，根据病变累及部位的不同，可引起大叶性肺炎、小叶性肺炎、间质性肺炎等。

肺炎有发热、咳嗽等相关症状。

2. 细胞学特点

第一，涂片可看到较多红细胞、中性粒细胞、巨噬细胞及细胞碎屑。

第二，微生物学检查可检出致病菌，如组织胞浆菌、肺炎链球菌等。

（三）肺寄生虫病

1. 临床特点

肺寄生虫病常由感染肺吸虫、肺囊虫、弓形虫等导致，肺部感染时可引起哮喘、发热、咳嗽、咽部阻塞等呼吸道相关症状。

2. 细胞学特点

第一，涂片可见大量嗜酸性粒细胞，并可见中性粒细胞、淋巴细胞、浆细胞及组织细胞。

第二，寄生虫检测可见相关虫卵、成虫等。

（四）类脂性肺炎

1. 临床特点

类脂性肺炎的影像学表现类似于肺恶性病变的影像学表现。

类脂性肺炎大多是由吸入油脂物导致的肺局限性病变。

2. 细胞学特点

第一，涂片中可见较多组织细胞，胞质内含大小不等的圆形空泡，脂肪染色呈阳性改变。

第二，背景可见较多中性粒细胞。

（五）肺结核

1. 临床特点

肺结核的影像学表现可见弥漫性纤维化、局限肉芽组织和干酪样坏死，并可见钙化和空洞形成。

本病常见的临床表现有消瘦、乏力、低热、盗汗等。

2. 细胞学特点

第一，涂片可见坏死物、类上皮细胞、中性粒细胞及组织细胞。

第二，可见多核巨细胞，抗酸染色有时可见抗酸杆菌。

（六）支气管乳头状瘤

1. 临床特点

本病好发于青少年，常为多发性，支气管镜下可见乳头状肿块。

本病常见的临床表现有刺激性咳嗽伴间歇性咯血。

2. 细胞学特点

第一，瘤细胞多呈圆形或卵圆形，核染色质均匀细致，可见双核，核仁较小，胞质丰富，常可见乳头状排列或腺样结构。

第二，核分裂现象可见。

第四节　肺恶性肿瘤细胞学诊断

肺恶性肿瘤是最常见的恶性肿瘤之一，其发病率排在恶性肿瘤发病率的第 4 位。

一、原发性肺癌

原发性肺癌一般分为鳞状上皮细胞癌（简称"鳞癌"）、腺癌、腺鳞癌、未分化癌 4 型。

（一）鳞状上皮细胞癌

1. 临床特征

鳞癌占原发性肺癌的 30%～50%，多发于男性，与吸烟史密切相关。影像学检查常见肺门周围肿块。

2. 细胞学特点

（1）高分化鳞癌

高分化鳞癌常散在分布，边缘清晰，体积大，呈圆形或不规则形，如纤维形、蝌蚪形、梭形等，偶见角化珠或癌珠，核膜不均匀增厚，核染色质呈块状，核仁不明显，胞质多呈嗜碱性，少数内含颗粒。

（2）中分化鳞癌

中分化鳞癌常散在分布，体积较大，形状不规则，核大而畸形，核膜增厚，核染色质深染结块，核仁清晰，胞质丰富。

（3）低分化鳞癌

低分化鳞癌常成团分布，排列紊乱，界限不清，细胞体积较小，核呈圆形或椭圆形，核膜增厚，染色质浓密，核仁大而清晰，胞质较少。

（二）腺癌

1. 临床特征

腺癌约占原发性肺癌的 20%，常发生在肺周围，可累及胸膜。

2. 细胞学特点

（1）高分化腺癌

高分化腺癌常成团分布，呈腺样、乳头样、菊团样结构，细胞大小不一，边界清晰，核呈圆形或椭圆形，多偏位，核染色质浓密，粗颗粒状，核仁大而清晰，胞质丰富双染，可见空泡。

（2）低分化腺癌

低分化腺癌常散在成团分布，细胞边界不清，呈圆形或椭圆形，核较大，居中或偏位，核染色质致密，深染不均，呈块状或颗粒状，核仁小，胞质较少，可见空泡。

（三）腺鳞癌

1. 临床特征

腺鳞癌是由鳞癌和腺癌组成的混合型肺癌，临床上较少见，两类癌组织相互交错，也可被纤维间质分隔，每类成分占癌组织总量的 10% 以上。

2. 细胞学特点

鳞癌特征明显，同一瘤体内还可见成堆腺样结构特征明显的腺癌细胞。

（四）未分化癌

1. 临床特征

未分化癌恶性程度较高，生长快，易发生淋巴转移和血行转移，对放化疗敏感，但预后较差。未分化癌占原发性肺癌的 15%～20%。

2. 细胞学特点

（1）小细胞癌

小细胞癌常发生于支气管近端的大支气管，细胞体积小，散在或成小簇分布，可见条索状、葡萄状结构，核小而圆，核染色质致密深染，核仁难见，胞质少，部分呈裸核。

（2）大细胞癌

大细胞癌常散在成团，细胞体积大，形态多种多样，核巨大，呈圆形或椭圆形，核染色质浓密深染，核仁巨大，清晰，胞质较少，边缘不清，着色较淡。

二、其他肺原发恶性肿瘤

其他肺原发性恶性肿瘤主要来源于支气管腺体，如腺样囊性癌、肺肉瘤、肺淋巴瘤、肺母细胞瘤等。

三、转移性肺癌

转移性肺癌占肺癌的 10%～15%，常由恶性黑色素瘤、泌尿生殖系统肿瘤、乳腺癌、胃肠道癌、骨肿瘤等转移而来，对原发灶不明的转移性肺癌应结合免疫组化及分子生物学检测结果进行分析。

参考文献

［1］王永才，崔娴维．针吸脱落细胞诊断学图谱［M］．北京：人民军医出版社，2003.

［2］王永才．最新脱落细胞病理诊断学多媒体图谱［M］．北京：人民军医出版社，2006.

［3］舒仪经，阚秀．癌症早期诊断现代技术：细针吸取细胞病理学［M］．北

京：人民卫生出版社，2000.

［4］吴茅，周道银，许绍强，等.浆膜腔积液细胞形态学检验中国专家共识（2020）［J］.现代检验医学杂志，2020，35（6）：1–3，37.

［5］《中国浆膜腔积液细胞病理学检查专家共识（2020年版）》编写组，中华医学会病理学分会细胞病理学组.浆膜腔积液细胞病理学检查专家共识［J］.中华病理学杂志，2020，49（6）：539–543.

［6］周道银，吴茅，许绍强，等.支气管肺泡灌洗液细胞形态学检验中国专家共识（2020）［J］.现代检验医学杂志，2020，35（6）：4–8.

第五章 临床呼吸系统疾病微生物学

第一节 临床呼吸道标本采集规范

标本采集的一般原则：早期、无菌、适量、安全。注意，标本采集后应立即送检，采样时要注意无菌操作，减少杂菌污染（图1-20、图1-21）。

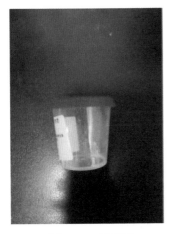

图1-20 无菌盒

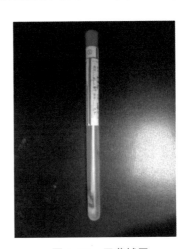

图1-21 无菌拭子

一、鼻咽拭子采集法

用无菌棉拭子直接擦拭咽后壁、扁桃体或假膜边缘处；若口腔内有溃疡，则用无菌棉拭子直接在溃疡处采集标本；用无菌棉拭子插入鼻孔内约2.5cm，接触鼻黏膜采集标本。

二、自然咳痰法

患者早上起床后用清水漱口，不要刷牙，立即从下呼吸道咳出第一口痰，吐在塑料痰盒中，痰量少或无痰的患者可采取雾化吸入10%氢氧化钠（NaOH）水溶液的方法，使痰液易于排出。对于咳痰量少的幼儿，可轻轻压迫胸骨上部的气管，使其咳嗽，待咳嗽后用无菌棉拭子采集标本。

三、气管镜下采集法

取气管镜在肺炎病灶附近用导管吸引，或者使用支气管刷直接取得标本，但这种方法对患者来说比较痛苦。

四、胃内采集法

无自觉症状的结核患者有时可把痰咽入胃内，通过采集胃内容物做结核菌培养：于患者晨起空腹时，把无菌胃管从鼻腔送入胃内，用20mL注射器抽取胃液。

第二节　临床呼吸系统疾病常见微生物

引起呼吸系统疾病的常见微生物有金黄色葡萄球菌、肺炎链球菌、结核分枝杆菌、克雷伯菌、铜绿假单胞菌、支原体、流感病毒、呼吸道合胞病毒、单纯疱疹病毒、麻疹病毒、新生隐球菌、申克孢子丝菌等。

一、细菌

（一）革兰阳性球菌

1. 葡萄球菌属

（1）生物学特性
葡萄球菌是革兰阳性球菌，大小0.5~1.5μm，呈单、双、四联，或短链状，或无规则葡萄状排列，无动力，无芽胞，其代谢方式是呼吸兼发酵，触酶阳性，通常氧化酶阴性，还原硝酸盐，能被溶葡萄球菌素溶菌，但不能被溶菌酶溶菌，能利用多种碳水化合物产酸、产生胞外酶，如葡萄球菌血浆凝固酶等，多数葡萄球菌为兼性厌氧菌，有氧条件下生长好，最适生长温度35~40℃，最适 pH 7.0~7.5。某些金黄色葡萄球菌少见菌株的生长亦需要二氧化碳、血红蛋白、维生素 K 等物质。

（2）临床分离培养

临床标本可接种于血琼脂平板，有污染的标本，如粪便等，应接种在选择平板上，如甘露醇高盐平板、哥伦比亚多黏菌素奈啶酸平板，血液标本则用肉汤增菌培养基，孵育过夜，平板上可见直径为 2~3mm，呈金黄色、白色或柠檬色，光滑、不透明、凸起的圆形菌落，有时可见 β 溶血环，挑取菌落做鉴定试验。在鉴定结果报告完成以前，平板应继续在室温下放置 2~3天。观察菌落性状有助于菌种鉴定。

血琼脂平板孵育 24 小时后，菌落直径 1~3mm，培养物继续置于室温下生长，经过 2~3 天，不同种葡萄球菌菌落性状如下。

①金黄色葡萄球菌：较大，直径 6~8mm，光滑，完整，稍隆起，半透明，金黄色色素或橙色色素。

②表皮葡萄球菌：较小，直径 5~6mm，某些产黏液菌株能黏附在琼脂平板表面，无色素或白色色素。

③溶血葡萄球菌：直径 5~9mm，光滑奶酪状，不透明，无色素，或奶油色、黄色色素。

④里昂葡萄球菌：直径 4~7mm，边缘整齐稍扁，奶色、黄色色素，与沃氏葡萄球菌相似。

⑤腐生葡萄球菌：直径 5~8mm，边缘整齐，光滑，不透明，凸起，白色或柠檬样色素。

临床常见葡萄球菌的鉴别方法见表 1-2。

表 1-2　临床常见葡萄球菌的鉴别

菌种	凝固酶	溶血	硝酸盐还原	三羟丁酮	细胞色素C	磷酸酶	有氧条件下产酸											脲酶	精氨酸利用	β-葡萄糖苷酶	β-葡萄糖酸苷酶	β-半乳糖苷酶	新生霉素
							麦芽糖	海藻糖	甘露糖	木糖	蔗糖	松二糖	核糖	乳糖	果糖	甘露醇	木糖醇						
金黄色葡萄球菌	+	+	+	+	–	+	+	+	+	–	+	+	+	+	+	+	–	+	+	+	–	–	S
表皮葡萄球菌	–	–	+	–	+	+	+	–	+	–	+	d	d	d	+	–	–	+	d	–	–	–	S
人葡萄球菌	–	–	d	d	–	+	d	–	+	–	+	d	–	d	+	–	–	+	+	d	–	–	S
溶血葡萄球菌	–	+	d	d	–	+	+	–	+	–	+	d	d	d	d	d	–	d	+	d	d	–	S
华氏葡萄球菌	–	d	–	+	–	+	d	d	+	–	+	d	d	d	d	d	–	d	+	d	d	–	S
解糖葡萄球菌	–	–	+	/	–	d	–	–	+	–	/	/	/	/	+	–	/	+	/	/	/	/	S
耳葡萄球菌	–	–	d	d	–	+	d	–	–	–	d	d	–	–	–	+	–	d	–	–	–	d	S
模仿葡萄球菌	–	d	+	–	d	–	d	d	+	–	d	d	–	–	–	+	–	d	+	–	d	+	S
腐生葡萄球菌	–	–	d	–	+	+	+	+	+	+	+	+	+	+	+	–	+	–	+	–	d	d	R
孔氏葡萄球菌	–	d	–	d	–	+	d	+	–	+	+	–	–	–	–	+	–	–	–	–	–	–	R
木糖葡萄球菌	–	d	–	d	–	+	+	+	+	+	+	+	–	+	d	+	–	+	+	d	+	+	R
头葡萄球菌	–	d	d	–	–	+	+	+	+	+	+	+	+	+	+	+	–	+	–	–	–	+	S

注："+"表示阳性，"–"表示阴性，"d"表示 21%～79% 阳性，"/"表示尚无相关资料，"S"表示敏感，"R"表示耐药。下同。

（3）药物敏感性试验

葡萄球菌属细菌药物敏感性（简称"药敏"）试验常选择的抗生素如下。

第 1 级别（适用于常规、初步检测和报告的抗微生物药物）：阿奇霉素，克拉霉素，红霉素，克林霉素，苯唑西林，头孢西丁，多西环素，米诺环素，四环素，甲氧苄啶 – 磺胺甲噁唑，万古霉素。

第 2 级别（适合进行常规、初步检测但可根据各机构制定的级联报告规则进行报告的抗微生物药物）：青霉素，达托霉素，利奈唑胺。

第 3 级别（适合在为多重耐药菌高风险患者提供服务的机构中进行常规、初步检测的抗微生物药物，但只能按照各机构制定的级联报告规则进行报告）：头孢罗膦，特地唑胺，利福平，来法莫林。

第 4 级别（如果其他级别的抗微生物药物因各种因素不理想，根据临床医生需要可检测和报告的抗微生物药物）：环丙沙星，左氧氟沙星，莫西沙星，达巴万星，奥拉万星，特拉万星，庆大霉素。

2. 链球菌属

（1）生物学特性

链球菌是直径小于 2μm 的球形或卵圆形革兰阳性球菌，呈链状排列，链的长短与细菌的种类及生长环境有关，成双排列，无芽胞，无动力，但能形成荚膜和黏液层。肺炎链球菌呈矛尖状，宽端相对尖端向外，兼性厌氧菌，肺炎链球菌和草绿色链球菌的某些菌种需要二氧化碳促进其生长，营养要求高，须在培养基中加入血液、血清。最适生长温度 35~37℃，pH 7.4~7.6。血平板上形成灰白色，透明或半透明，表面光滑的小菌落，环绕菌落形成 α、β、γ 三种特征性溶血现象，液体培养基中表现为絮状和颗粒沉淀。本菌属大多数细菌对干燥和消毒剂敏感，除肺炎链球菌外，本菌属细菌较少引起细菌耐药性。

（2）临床分离培养

化脓性链球菌是致病力最强的一种链球菌，能产生多种致病因子，如毒素（链球菌溶血素 O 和链球菌溶血素 S）、M 蛋白、脂磷壁酸和酶（链激酶、链道酶、透明质酸酶等）等，可引起急性呼吸道感染、丹毒、脓疱病、软组织感染、心内膜炎和脑膜炎等，产毒株还可引起猩红热。该群细菌可导致感染后的变态反应性疾病，如急性肾小球肾炎、风湿热等。近年来有报道介绍化脓性链球菌引起了中毒性休克综合征，其机制可能与葡萄球菌 TSST-1 相似，是由一种超家族抗原导致的。

B 群链球菌（无乳链球菌）是新生儿菌血症和脑膜炎的常见致病菌，该菌定居于妇女生殖道，故易导致新生儿感染。早发型新生儿感染多发病于出生后 24 小时内，以肺炎为主。晚发型新生儿感染多发病于产后 7 天至 3 个月内，以脑膜炎和菌血症为主。B 群链球菌对成人的侵袭力较弱，可引起肾盂肾炎、子宫内膜炎、糖尿病和泌尿生殖道功能失调，肿瘤和免疫功能低下者易受 B 群链球菌感染。

C、G 群 β 溶血性链球菌有与化脓性链球菌相似的毒力因子，可引起与上述情况相似的感染。

米勒链球菌是人体口腔、上呼吸道、消化道、泌尿生殖道内的正常菌群，尽管在化脓性感染的病灶中可分离到该菌，但大多是由手术或外伤引起的内源性感染。

肺炎链球菌是大叶性肺炎、支气管炎的病原菌，还可引起中耳炎、乳突炎、鼻窦炎、脑膜炎和菌血症。肺炎链球菌的荚膜对细菌的侵袭力起到重要作用，此外肺炎链球菌的溶血素、神经氨酸酶是其主要致病物质。

草绿色链球菌是人体口腔、消化道、女性生殖道内的正常菌群，当从血液中分离出该菌群细菌时可认为血液受到了污染，可使瓣膜异常患者出现亚急性细菌性心内膜炎。血液链球菌（*S.sanguis*）、温和链球菌（*S.mitis*）、格氏链球菌（*S.gordoni*）、口腔链球菌（*S.oralis*）、中间型链球菌（*S.intermadius*）常分离自深部脓肿，易引起肝脓肿和脑脓肿。

（3）鉴定

链球菌属细菌除 A 群链球菌、B 群链球菌、肺炎链球菌外（表 1-3、表 1-4），其他均须用 API 试剂条鉴定。

表 1-3　A 群链球菌与 B 群链球菌鉴别

	A 群链球菌	B 群链球菌
杆菌肽敏感试验	敏感	耐药
CAMP 试验	−	+

注：杆菌肽敏感试验抑菌圈直径 ≥ 10mm 的为敏感。

表 1-4　肺炎链球菌与甲型链球菌鉴别

	肺炎链球菌	甲型链球菌
奥普托欣（Optochin）试验	+	−
胆汁溶菌试验	+	−

注：Optochin 试验抑菌圈直径 ≥ 15mm 的为阳性。

3. 药物敏感性试验

根据 2024 版美国临床与实验室标准协会 CLSI-M100 文件推荐，不同链球菌药敏试验的第 1 级别（适用于常规、初步检测和报告的抗微生物药物）如下。

β 溶血链球菌：克林霉素，红霉素，青霉素，氨苄西林。

肺炎链球菌：红霉素，青霉素，甲氧苄啶 – 磺胺甲噁唑，头孢噻肟，头孢曲松。

草绿色链球菌：氨苄西林，青霉素，头孢噻肟，头孢曲松。

（二）革兰阴性杆菌

1. 常见革兰阴性杆菌的生化反应

常见革兰阴性杆菌的生化反应见表 1–5。

表 1–5　常见革兰阴性杆菌的生化反应

细菌	血平板	中国兰	氧化酶	双糖试验	吲哚	甲基红	VP	枸橼酸盐	脲酶	动力	鸟	赖	硫化氢	苯丙氨酸脱氨酶
大肠埃希菌	中灰扁	中兰扁	−	+/+	+	+	−	−	−	d	d	d	−	−
肺炎克雷伯菌	大中白凸	白带兰	−	+/+	−	−	+	+	d	−	−	+	−	−
鲍曼不动杆菌	中白凸	中凸粉	+/−	−	−	−		+	−		−		−	−
阴沟肠杆菌	中灰扁	中粉扁	−	−/+	−	d	+	+	−	+	+	−	−	
摩根菌	中灰（溶血）	灰粉扁	−	−/+	+	+	−	−	+	+	+	−	−	+
普通变形杆菌	迁徙生长	/	−	−/+	+	/	/	/	+	+	/	/	+	+
奇异变形杆菌	迁徙生长	/	−	−/+	−	−	−	−	+	+	+	−	+	+
弗劳地枸橼酸杆菌	小灰扁	白带兰	−	+/+	−	+	−	+	−	+	+	+	−	

2. 肠杆菌科

（1）细菌特性

肠杆菌科（Enterobacteriaceae）为一大群革兰阴性杆菌。多数菌种为周毛菌，能运动，少数无鞭毛，不能运动，不产生芽胞，需氧或兼性厌氧，对营养要求不高，绝大多数菌种在普通营养琼脂上即能生长良好，发酵葡萄糖，氧化酶阴性，触酶阳性，还原硝酸盐。

肠杆菌科细菌大多数寄生在人和动物的肠道中，也存在于水、土壤或腐败的物质中，其中有些细菌对人类有明显的致病作用，如沙门菌、志贺菌等，其余大多数是肠道的正常菌丛，一般不致病，只是在机体免疫状态改变或细菌进入肠道以外的部位，如泌尿系统、呼吸系统、胆道、伤口等部位时才引起感染，若进入血液可引起败血症。

①肠杆菌属菌种的鉴别：肠杆菌属的常见菌种有5个，即阴沟肠杆菌、阪崎肠杆菌、聚团肠杆菌、产气肠杆菌、格高菲肠杆菌。在这些菌种的鉴别上，氨基酸脱羧酶试验的价值较大。阪崎肠杆菌、聚团肠杆菌可产生黄色素，为鉴定提供了较为明显的特征。聚团肠杆菌还有一个特点就是赖鸟酸、鸟氨酸、精氨酸检查皆为阴性。阪崎肠杆菌与阴沟肠杆菌的区别在于山梨醇检查，阪崎肠杆菌为阴性，阴沟肠杆菌为阳性。

②克雷伯氏菌属菌种的鉴别：克雷伯氏菌属有肺炎克雷伯菌（亚种）、臭鼻亚种、鼻硬结亚种、产酸克雷伯菌等。肺炎克雷伯菌和产酸克雷伯菌是在临床上能够较多地被培养分离出来，二者的区别在靛基质试验结果不同。另外两个亚种虽然在临床上不多见，但已能从臭鼻患者、慢性呼吸系统疾病患者及鼻硬结患者的分泌物中培养分离出来，因此，对这些菌种进行鉴别也是有一定临床意义的，操作时可用甲基红、赖氨酸、丙二酸盐等。

（2）药物敏感性试验

肠杆菌属细菌可产生不同的耐药机制，如大肠埃希菌、肺炎克雷伯菌等肠杆菌科细菌可产生超广谱 β–内酰胺酶（ESBLs），能水解青霉素类、头孢菌素（包括第三代和第四代头孢菌素）及氨曲南，但可被 β–内酰胺酶抑制剂（比如克拉维酸）抑制。

肺炎克雷伯菌和产酸克雷伯菌的实验室常规测试和报告的抗生素有第三

代头孢菌素、厄他培南、β-内酰胺类/β-内酰胺酶抑制剂、头孢吡肟、氟喹诺酮类，以及亚胺培南-西司他丁、美洛培南、磺胺甲噁唑/甲氧苄啶、替加环素、氨基糖苷类等。

3. 非发酵革兰阴性杆菌

非发酵菌（nonfermenters）主要是指一大群不发酵糖类、专性需氧、不产生芽胞的革兰阴性杆菌。在临床微生物学实验室遇到的所有革兰阴性杆菌中，非发酵菌占15%，其中2/3是假单胞菌。非发酵菌大多为机会致病菌，是医院内感染的重要致病菌。

从临床标本中分离到的非发酵菌大约占所有革兰阴性杆菌的15%，其中铜绿假单胞菌占70%，其次是不动杆菌属，嗜麦芽窄食单胞菌占据第3位，荧光假单胞菌、恶臭假单胞菌、伯克霍尔德菌（洋葱假单胞菌）、施氏假单胞菌较少见。鼻疽假单胞菌较罕见。

据统计，临床标本中铜绿假单胞菌不产绿脓素的菌株约占10%，既不产生绿脓素也不产生青脓素的也占10%左右。据相关报道，对不产生绿脓素的铜绿假单胞鉴定的最低限度应具有以下特性：端极有一根鞭毛，有动力，在葡萄糖氧化发酵培养基需氧管中产酸，氧化酶阳性，精氨酸双水解酶试验阳性，在42℃下生长，其他如硝酸盐还原产生氮气、在麦康凯琼脂培养基上生长，对多黏菌素敏感对鉴定来说皆有参考价值。

4. 结核分枝杆菌

人型结核分枝杆菌主要通过呼吸道、消化道和损伤的皮肤等途径感染人体，引起多种脏器组织的结核病，其中以肺结核为多见。含结核分枝杆菌的飞沫或尘埃经呼吸道侵入肺部后，90%的菌体可经黏膜纤毛运动而排出，只有一小部分进入肺泡，被肺泡中的巨噬细胞吞噬。因菌体内的脂类等成分能抵抗溶酶体酶的作用，故细菌能够在巨噬细胞内繁殖，导致巨噬细胞裂解，释放出的结核杆菌可再度被巨噬细胞吞噬，然后通过巨噬细胞将细菌运到其他部位。这种渗出性炎症即为原发性感染，包括原发灶、淋巴管炎及所属肺门淋巴结病变。原发感染见于学龄儿童及未感染过结核杆菌的成人。当机体免疫力降低时，原发感染灶恶化，结核分枝杆菌经气管、淋巴管或血液播散，形成全身性粟粒性结核。当机体抵抗力增强时，感染灶形成结核结节，淋巴结病灶逐渐纤维化和钙化，不治自愈，但病灶内常有一定量的细菌长期潜伏，不断刺激机体产生免疫，并成为以后内源性感染的来源。

继发感染亦称复活感染，已痊愈的原发感染可以复活，成为活动性结核病。约有 2/3 的活动性结核病是由复活感染所致，且多发生于 25 岁以上人群。继发感染亦可由外界新侵入的结核分枝杆菌引起（外源性感染），其特征为慢性肉芽肿炎症，形成结核结节、干酪化和纤维化，只有少数累及邻近淋巴结。继发感染常见于肺尖部位。

（1）微生物特性

结核分枝杆菌为细长略弯曲的杆菌，有时可见分枝状，在衰老和抗结核药物的作用下可出现多种形态，如球状、串珠状或丝状。本菌为典型的抗酸杆菌，通常难以着色，但在加温条件下经苯胺染料染色后不易被 3% 盐酸乙醇脱色，此即细菌的抗酸性。齐 – 尼染色法（Ziehl–Neelsen technique）是常用的一种抗酸性染色法（acid–fast stain），经此法染色后结核分枝杆菌呈红色，背景呈蓝色。用荧光染料金胺 "O" 染色，在荧光显微镜下菌体呈橘黄色。

近年来相关研究发现结核分枝杆菌在细胞壁外尚有一层荚膜，一般因制片时遭受破坏而不易看到。若在制备电镜标本固定前用明胶处理，可防止荚膜脱水收缩。在电镜下可看到菌体外有一层较厚的透明区，此即荚膜，荚膜对结核分枝杆菌有一定的保护作用。

（2）培养特性

结核分枝杆菌为专性需氧，3%～5% 二氧化碳能促进其生长。其对营养的要求较高，必须在含血清、卵黄、马铃薯、甘油及某些无机盐的特殊培养基上才能良好地生长。此菌的最适生长温度为 35～37℃，pH 6.5～6.8，生长缓慢，14～18 小时分裂 1 次，在固体培养基上培养 2～5 周才出现肉眼可见的菌落。典型菌落为粗糙型，表面干燥呈颗粒状，不透明，呈乳白色或淡黄色，如菜花样。菌落粗糙可能与菌体内含有高浓度的脂质有关，液体培养时可生成菌膜。如果在培养液中加入吐温 –80（Tween–80），可使细菌分散，均匀生长。有毒菌株在液体培养基中呈索状生长。

（3）药物敏感性试验

结核分枝杆菌耐药株的增多使结核病成为威胁人类健康的一个新的严峻事

实。近年来至少有 2/3 的结核病患者处于多重耐药的危险之中，因此应对由患者体内分离的结核分枝杆菌菌株进行药物敏感性试验，以指导临床合理用药。

结核杆菌对一些药物的耐药机制已被证实。

利福平耐药是由结核分枝杆菌编码 RNA 聚合酶 b 亚基（rpoB）的基因突变所致。由于 rpoB 基因的突变，导致 RNA 聚合酶分子原有的利福平结合位点的构象发生改变，失去了结合利福平的能力，从而使得该菌对利福平耐药。

链霉素的作用机制是在核糖体水平上干扰蛋白质的合成，包括抑制 mRNA 翻译的启动、导致错译及引起异常校正等。链霉素的耐药机制主要是编码核糖体 S12 蛋白的 rPsl 基因发生突变，以及编码 16SrRNA 的 rrs 基因发生突变。

异烟肼的耐药与过氧化氢酶和过氧化物酶的失活有关。编码该酶的 KatG 基因的缺失，以及碱基的插入或突变，使得酶分子活性严重降低或失活，热稳定性发生改变。

相关研究发现，由 inhA 基因编码的酶可能是异烟肼和乙硫异烟胺的共同靶点，因此 inhA 基因的突变可导致人体对这两种药物耐药。

二、支原体

支原体（Mycoplasma）是一类介于细菌与病毒之间，能独立生活、有细胞结构、无细胞壁的最小的原核细胞型微生物。其形态呈多形性，分类上归属于柔膜体纲（Mollicute）支原体目（Mycoplasmatales）。支原体目可分为三个科：支原体科（Mycoplasmastaceae）、无胆甾原体科（Acholeplasmataceae）、螺原体科（Spiroplasmataceae）。其中，对人类有肯定致病作用的支原体有 4 种，即肺炎支原体、人型支原体、生殖支原体与解脲支原体。

（一）肺炎支原体

肺炎支原体是人类原发性非典型肺炎的病原体，在非细菌性肺炎中，约 30% 以上是由本病原体引起的，而临床上还存在更多此病原体引起的感染，表现为上呼吸道感染及气管支气管炎。有时还伴有其他系统的病症。

本病原体可经呼吸道传播，潜伏期 2~3 周，以秋冬季节感染为多见，发病人群以青少年为多，可引起流行性传播。流行期间发病患者可较广泛，持续时间长，而且可出现各种并发症。

支原体感染后，其致病过程主要是部分致病性支原体膜上存在表面蛋白，使其易吸附在宿主上，黏附在细胞表面，继而造成病损。此功能依赖于支原体膜上的特殊结构，用特异性抗体可阻止支原体的吸附。非致病性支原体无此结构。肺炎支原体吸附于呼吸道微绒毛上，可影响糖代谢及巨分子合成，使其细胞核肿胀，胞浆内形成空泡，最后脱落。

肺炎支原体主要在细胞外寄生，很少侵入血液及组织，其与肺组织有交叉抗原，可引起Ⅱ型变态反应，并可改变其抗原性，导致自身免疫反应，引起组织损伤。

人类感染肺炎支原体后，可在血清中发现相应的抗体，其抗体对人体有保护作用，并可利用其进行血清学检测。另外，支原体感染可引发细胞免疫反应。

如果机体免疫力差，可出现支原体重复感染。

（二）人型支原体

在新生儿和有性生活的成人的泌尿生殖道内均可检出人型支原体，可引起泌尿生殖系统感染，如肾盂肾炎、宫颈炎、阴道炎、盆腔炎、慢性前列腺炎、非淋菌性尿道炎（NGU）及产后热等。

（三）生殖支原体

情况同人型支原体，可能与持续性、复发性非淋菌性尿道炎有关。

（四）解脲支原体

在普通人的尿道中可检出解脲支原体，其致病性与血清型类别有关。常见血清型有 14 个，其中血清 4 型在患者尿道中的检出率较高。在非细菌性尿道炎中，除衣原体外，解脲支原体也是重要的病原体，可由性行为传播，潜伏期 1~3 周，可引起尿道炎的症状。

解脲支原体可吸附于精子，阻碍其运动，干扰精子与卵子的结合，影响受孕。80%的孕妇生殖道内带有解脲支原体，可通过胎盘感染胎儿，引起早产、流产、死胎等，也可在分娩时感染新生儿，引起新生儿呼吸道感染。

解脲支原体还可引起生殖器官感染，如附睾炎、阴道炎、宫颈炎、盆腔炎等。

感染解脲支原体后应尽快彻底治疗。喹诺酮类药物对解脲支原体感染有效，2 周治疗为一疗程，每次应治疗 2~3 个疗程，但可产生耐药菌株。青霉素与磺胺类药物对解脲支原体无效。另外，治疗解脲支原体感染时应要求性伴侣同时接受治疗。

三、真菌

真菌，即 fungus，也称 eumycota，来源于拉丁文的 fungus，即蘑菇，同词源的希腊文为 sphongis，即 sphonge，是海绵状物的意思。我国早期称真菌为蕈，后称菌，又称真菌，是从真菌分类学的名词而来的。真菌自成一界，为真核细胞型微生物，与原核细胞型微生物有许多不同点。呼吸系统疾病的主要致病真菌有新生隐球菌、假丝酵母菌（念珠菌）、申克孢子丝菌、暗色真菌、曲霉菌和毛霉菌等。

（一）新生隐球菌

新型隐球菌在镜下菌体呈圆形或卵圆形，直径 4~10μm，外周有荚膜，折光性强，一般染料不易着色，难以发现，用墨汁负染法，可见透亮菌体及宽厚的荚膜。新生隐球菌有 4 个血清型，归入 2 个变种组，即新型隐球菌新型变种、新型隐球菌格特变种。

1. 标本采集

采取患者的脑脊液、痰、脓汁、尿、粪、血液、活体组织等，其中脑脊液最为常用。脑脊液和尿应先进行离心，取沉淀物检查，黏稠标本（脓、痰等）需用氢氧化钾（KOH）或氢氧化钠（NaOH）处理后进行检查。

2. 临床意义

本菌导致的疾病属于外源性感染，发病时多呈散发性分布。当人体免疫功能减退或长期使用大量抗生素时，可继发感染。本菌的主要传播途径为呼吸道吸入本菌孢子，皮肤、消化道侵入也可引起隐球菌感染。本菌常寄生于鸟类，特别是鸽子的粪便中。

本菌可侵犯人类中枢神经系统、皮肤、肌肉、骨骼、肺等，引起全身性脏器感染。近年大量文献表明，艾滋病者大多存在隐球菌感染，并可因此导致死亡。

本菌应与酵母类真菌及非病原性隐球菌加以区分。

（二）假丝酵母菌属真菌

假丝酵母菌，又称念珠菌，临床上常见的假丝酵母菌属（*Candida*）真菌有白假丝酵母菌（*C.albicans*）、热带假丝酵母菌（*C.tropicalis*）、乳酒假丝酵母菌（伪热带假丝酵母菌）（*C.kefyr*）、克柔假丝酵母菌（*C.krusei*）、近平滑假丝酵母菌（*C.perapsilosis*）等数十种。临床常见的致病菌主要是前两种，特别是白色假丝酵母菌。

1. 标本采集

根据感染部位的不同采集不同类型的标本，如痰液、肺泡灌洗液、尿液、外周静脉血等。

2. 临床意义

白假丝酵母菌是假丝酵母菌中致病力最强的菌种之一，广泛存在于自然界，在人体口腔、上呼吸道、肠道内均可发现。在正常情况下该菌不致病，但当机体免疫功能下降，如患糖尿病、艾滋病、自身免疫性疾病、癌症等疾病，或长期使用大量抗生素时可致病，所以白假丝酵母菌为常见条件致病性真菌。

热带假丝酵母菌临床上主要引起皮肤、黏膜和内脏假丝酵母菌病，可在人类肠道、口腔、呼吸道、泌尿生殖道等的上皮细胞中生长繁殖，引起感染，产生的毒素可引起过敏反应，并能产生免疫抑制作用。本菌还可产生水解酶，从而引起组织损伤。本菌的致病性仅次于白色假丝酵母菌，是否感染人体也与人体免疫功能是否减退有关。有无假菌丝可以作为是否有致病力的依据。

（三）申克孢子丝菌

申克孢子丝菌（*Sporothrix schenckii*）是孢子丝菌属（*Sporothrix*）中唯一具有致病性的真菌，可引起孢子丝菌病。另外 10 多种真菌大多为寄生于树木上的腐生菌或在土壤中存在。

1. 标本采集

采集患者皮肤损害组织、脓汁（尤其是黑点处）、活体组织、痂皮或其他标本（血、痰等）。

2. 检测方法

（1）直接检查

KOH 涂片不易发现。革兰氏染色后可见有荚膜的梭形或圆形革兰阳性小体，可被嗜中性粒细胞和单核细胞吞噬，也可在细胞外存在。

（2）培养

菌落生长较快（3~5 天），开始时菌落呈白色，湿润，很快颜色变深，由咖啡色至黑色，菌落出现皱缩。

镜下可见圆形、梭形的小分生孢子（2~9 个为一群，成群排列）和菌丝，菌丝有隔，两侧有分生孢子柄。

动物接种本菌可致病。

3. 临床意义

本菌广泛分布于自然界，尤以土壤和植物残骸中多见，可通过呼吸道、消化道及血液侵入人体，并到达其他人体部位。感染本菌后的临床表现为皮肤、皮下出现慢性结节性或溃疡性硬结，侵入肺和脑脊液，引起肺部和中枢神经系统病变。受外伤时，可通过伤口入侵，沿淋巴管分布，引起急、慢性肉芽肿。

本菌致病具有全球性，在空气湿润地区的发病率较高，与职业有一定关联，在我国造纸工人的发病率较高。

（四）暗色真菌

暗色真菌（Dematiaceous fungus）形态变化不定，在人工培养基上形成黑色菌落，且不因传代而消失，目前已知有 30 个属 50 多种，对人类有致病性的有着色真菌属（*Fonsecaea*）、瓶霉属（*Phialophora*）、外瓶霉属（*Exophiala*）、枝孢霉属（*Cladosporium*）等。

1. 着色真菌属真菌

着色真菌属真菌包括斐氏着色真菌（*F.pedrosoi*）和紧密着色真菌（*F.compacta*）两种。

（1）标本采集

采集患者病灶部位脓汁、痂（尤其是黑色部分）及活组织标本（注意从黑色病灶处取样）。

（2）检测方法

直接检查：KOH 处理后，镜下可见圆形、壁厚的棕色孢子，单个或成群分布。在痂皮中有时可见菌丝，有棕色分隔。

培养：着色真菌属的不同真菌培养方法及镜下特点如下。

①斐氏着色真菌：生长缓慢，通常需要 14 天左右，菌落呈黑色，有的菌株有皱褶或放射状沟纹，菌落表面有灰色菌丝。

镜下无孢子囊形成，可见单细胞性孢子，可形成孢子连锁，可有孢子柄。

②紧密着色真菌：生长缓慢，14 天后菌落直径仍不足 1cm，菌落颜色为黑色，表面密集分布绒毛菌丝。

镜下可见分生孢子结构，部分类型与斐氏着色真菌相似。

（3）临床意义

着色真菌可引起着色真菌病，感染斐氏着色真菌的情况明显多于感染紧密着色真菌的情况。临床表现多为疣状皮炎、溃疡、结痂，极少数可经血液上行至脑部引发脑着色真菌病。本菌也可侵犯皮肤、皮下组织引发肉芽肿类病变。

2. 瓶霉属真菌

瓶霉属（*Phialophora*）已知有 25 种，其中具有致病性的真菌主要有疣状瓶霉（*P.verrucosa*）和烂木瓶霉（*P.richardsiae*）。

（1）标本采集

采集患病部位的脓汁，坏死及结痂组织，以及活体组织标本。

（2）检测方法

直接检查：同着色真菌。烂木瓶霉菌呈棕色，有隔，有肿胀的菌丝节段。

培养：瓶霉属不同真菌的培养方法及镜下特点如下。

①疣状瓶霉：生长缓慢，培养 14 天可形成直径 2cm 的菌落，颜色为黑褐色至黑色，菌落表面有灰色菌丝，可有放射状沟纹。

镜下可见菌丝淡棕色，可有数个瓶梗聚集在一个菌丝上，花瓶状分生孢子在瓶梗顶端生出，称球形孢子。

②烂木瓶霉：生长缓慢，但已是暗色真菌中较快的一种，培养 14 天可形成直径 3.6cm 的菌落，菌落呈灰黑色，表面有灰棕色菌丝，菌落上可见同心环状的带沟。

镜下可见淡棕色菌丝，壁薄，早期瓶梗多生长在菌丝侧面，末端有痕迹性领状结构，产生的孢子无色透明，晚期可有数个瓶梗生长在一个小梗上，产生的孢子为棕色。

3. 外瓶霉属真菌

外瓶霉属（*Exophiala*）中对人类有致病性的真菌主要有皮炎外瓶霉（*E.dermatitidis*）、甄氏外瓶霉（*E.jeanselmei*）等 4 种。本属真菌经培养可形成黑色酵母样菌落，所以也被称为黑酵母菌。

（1）标本采集

留取患处的皮屑、痂皮、脓汁，以及脑脊液、活体组织标本。

（2）检测方法

直接检查：可见棕色菌丝，较短，有分隔，菌丝可见肿胀，弯曲，可见酵母样细胞。

培养：外瓶霉属的不同真菌培养方法及镜下特点如下。

①皮炎外瓶霉：在沙氏培养基上、室温下生长缓慢，菌落开始时呈黑色，以后表面逐渐形成灰色绒毛状菌丝，其鉴定特征为不能同化硝酸钾。

镜下可见环痕梗，呈柱状，顶端产生一个或数个环孢子，环孢子呈卵圆形。

②甄氏外瓶霉：在沙氏培养基上、室温下生长缓慢，菌落形态类似于皮炎外瓶霉菌的菌落形态。

镜下可见环痕梗，呈柱状，位于棕色菌丝顶端或侧生于菌丝，环孢子在环痕梗顶端成群聚集。

（3）临床意义

外瓶霉广泛分布于植物、土壤和腐烂木材，可引起人类的各种感染。皮炎外瓶霉容易引起播散性感染，是中枢神经系统暗色丝孢霉病最常见的致病菌。

甄氏外瓶霉可导致皮肤与皮下组织感染，形成脓肿或囊肿样表现，也可导致足菌肿。

4. 枝孢霉属真菌

枝孢霉属（*Cladosporium*）真菌有 50 种左右，对人类有致病性的主要有卡氏枝孢菌（*C.carrionii*）、斑替枝孢菌（*C.bantianum*）等。本菌属是真菌性过敏症的主要致病菌。

（1）标本采集

采集患处痂皮、脓汁，以及脑脊液、活体组织标本等。

（2）检测方法

直接检查：KOH 涂片，镜下可见圆形厚壁孢子，此孢子呈棕色，有隔。

培养：枝孢霉属的不同真菌培养方法及镜下特点如下。

①卡氏枝孢菌：在沙氏培养基上、室温下生长缓慢，培养 14 天可形成黑色菌落，颜色为黑色，表面可有灰色菌丝。

镜下可见分生孢子梗较细长，侧生于菌丝，分生孢子呈椭圆形，生长成单个相连的分生孢子链。

②斑替枝孢菌：在沙氏培养基上、室温下生长缓慢，培养 14 天可形成深橄榄色菌落，表面有绿色菌丝。

镜检可见分生孢子梗为棕色，有隔，分生孢子呈椭圆形，形成的孢子链较长。

（3）临床意义

本菌属可引起类似于其他菌属引起的暗色真菌病，临床表现也非常相似，只是斑替枝孢菌可侵入脑部，导致脑脓肿。

（五）曲霉属真菌

曲霉属（*Aspergillus*）广泛存在于自然界，目前该属已知的真菌有 300 多种，对人类有致病性的主要有烟曲霉（*A.fumigatus*）、黑曲霉（*A.niger*）、土曲霉（*A.terreus*）、黄曲霉（*A.flavus*）、构巢曲霉（*A.nidulans*）等。

1. 标本采集

采集患者的皮屑、耵聍、痰、尿、脓汁及活体组织标本。

2. 检测方法

（1）直接检查

KOH 涂片，镜下可见分子孢子柄及顶端的小分子孢子。乳酸酚棉蓝染液染色，其分生孢子柄、顶囊、小梗及小分生孢子形态清晰，特点明确。

（2）培养

曲霉菌在特定培养基上、室温下生长较快，可形成表面绒毛状菌落，其菌落特点依曲霉菌种类不同而有所区别。

①烟曲霉：在沙氏培养基上，2~3 天形成菌落，可充满培养基斜面，菌落开始时呈白色，很快转变为（烟）绿色，菌落开始时呈绒毛状，陈旧培养物表面呈粉末状。

镜下可见分生孢子柄较长（300μm），顶囊呈倒立烧瓶状，顶囊上有单层小梗，分生孢子单链状排列于小梗末端，呈绿色球形，有小刺。

②黑曲霉：在沙氏培养基上，室温下培养 1~2 周，可形成直径 2~3cm 的菌落，菌落开始时呈白色，绒毛状，逐渐转化为黄色或黑色，厚绒毛状。

镜下可见分生孢子柄无色或褐色，较长（500~2500μm），顶囊近球形，小梗为双层，小分生孢子位于小梗顶端，呈球形，褐色。

③土曲霉：沙氏培养基上，室温下培养1周，可形成直径3~5cm的菌落，菌落呈肉桂色或黄褐色（近土色），绒毛或粗毛毡状，表面可有放射状沟纹。此菌产生的色素可进入培养基，使培养基着色。

镜下可见分生孢子梗较长（250μm以内），直或微弯曲，顶囊为半球形，小梗为双层，近顶囊为梗基，较密集，小梗生于梗基之上，分生孢子为球形，光滑无色。

④黄曲霉：在沙氏培养基上培养1~2周，可形成直径3~5cm的菌落，菌落开始时呈黄色，絮状表面有放射状沟纹，逐渐转变为黄绿色或棕绿色，表面呈粉末状。

镜下可见分生孢子梗壁厚，表面粗糙，顶囊呈近球形，小梗于顶囊上呈放射状排列，有双层，其中梗基位于顶囊上。小分生孢子呈圆形或梨形，表面粗糙，可呈褐色。

⑤构巢曲霉：在沙氏培养基上生长较快，培养2周后菌落直径可达5~6cm，可布满整个培养基，菌落初时呈灰白色，绒毛状，逐渐变为绿色至紫褐色，中央呈粉末状。

镜下可见分生孢子梗光滑，可有弯曲，褐色，顶囊呈半圆形，小梗为双层，梗基分布于顶囊表面，呈放射状排列。小分生孢子呈球形，表面有刺，褐色。本菌可形成子囊孢子，呈紫红色。

3.临床意义

曲霉菌可引起全身性感染，特别是呼吸系统感染。全身性感染多由肺部感染继发，特别是重症肺部感染并且免疫功能低下者多见。少部分肺结核患者继发感染本病菌，可引起败血症，导致死亡。此病近年来发病率有上升趋势，应加以关注。

曲霉菌引起的疾病主要有感染、变态反应性疾病及曲霉菌毒素引起的病理损伤。曲霉菌还是外耳道真菌病的常见致病菌。

各种类型曲霉菌的主要鉴别依据是菌落形态、颜色，以及镜下分生孢子梗、顶囊、小梗与小分生孢子的结构形态等。

（六）毛霉科真菌

毛霉科（Mucoraceae）属于接合菌亚门（Zygomycotina），有 21 个属。对人类有致病性的主要有毛霉属（*Mucor*）的多分枝毛霉（*M.ramosissimus*）和高大毛霉（*M.mucedo*）等，根霉属（*Rhizopus*）的匍枝根霉（*R.stolonifer*）或黑根霉（*R.nigricans*），以及米根霉（*R.oryzae*）和小孢根霉（*R.microsporum*）等，犁头霉属（*Absidia*）的伞枝犁头霉（*A.corymbifera*）和刺柄犁头霉（*A.spinosa*）等。

1. 标本采集

采集患者的痰、脓汁、尿等分泌物，以及活体组织标本。

2. 检测方法

（1）直接检查

KOH 涂片镜下可见粗大、无隔、不规则形态的菌丝。不同属的毛霉菌，其孢子囊、假根及菌丝也有所不同。

（2）培养

不同属的毛霉菌培养方法及镜下特点如下。

①毛霉属：可在沙氏培养基上生长。室温下生长速度较快，可在培养基上向周围生长，能布满整个培养基表面。菌落表面呈棉毛状，开始时为白色，然后逐渐转化为灰褐色或其他较深的暗色。

镜下可见菌丝不分隔，无假根，可见匍匐生长的菌丝，孢子囊梗较粗。孢子囊呈球形，成熟后囊壁破裂，囊内孢子释放出来。

②根霉属：可在沙氏培养基上生长。室温下生长迅速，可在培养基上匍匐生长，迅速布满平皿或试管。菌落的颜色及形态与毛霉属菌落的颜色及形态相似。

镜下可见假根，匍匐状菌丝发达，假根生在菌丝上，孢子囊梗单生或丛生。孢子囊呈球形，孢囊孢子呈球形或多角形，可有棱角。

③犁头霉属：菌落的特征与根霉属菌落的特征相似。

镜下可见匍匐状生长的菌丝和假根，但不如根霉菌属的发达，孢子囊梗位于匍匐菌丝中间，孢子囊较小，呈梨形，囊壁破后仍留有囊领，在孢子囊基部有一个囊托，呈漏斗形，孢囊孢子较小，呈近球形或圆柱形。

3. 临床意义

毛霉菌可引起人类全身性感染，病死率较高。毛霉菌感染临床上常根据侵犯部位分为脑型、皮肤型、肺型、胃肠型、全身型。常见的感染为急性坏死性炎症，可侵犯血管，并经血液传播。

毛霉菌在自然界中广泛存在，是引起食物霉变的主要真菌之一，对人类的侵害与被侵害体的免疫功能强弱有关，普通人一般不会感染，但免疫功能低下的人群易感染，所以毛霉菌是机会致病菌。

皮肤毛霉病常为全身性感染的局部表现，可见于外伤伤口、烧伤溃疡面等，体表、胃、肺部感染的诊断主要依赖分泌物培养和局部组织活检，但不能单纯依靠培养结果判定，局部有坏死性改变、检出真菌菌丝时均应考虑到毛霉菌感染的可能。

参考文献

［1］中华人民共和国卫生部医政司．全国临床检验操作规程［M］．3版．南京：东南大学出版社，2006.

［2］孙自镛．实验诊断临床指南［M］．3版．北京：科学出版社，2013.

［3］周庭银．临床微生物学诊断与图解［M］．2版．上海：上海科学技术出版社，2007.

［4］陈东科，孙长贵．实用临床微生物学检验与图谱［M］．北京：人民卫生出版社，2011.

［5］倪语星，尚红．临床微生物学与检验［M］．4版．北京：人民卫生出版社，2007.

［6］黄敏．微生物学与微生物学检验［M］．北京：人民军医出版社，2006.

［7］刘运德，楼永良．临床微生物学检验技术［M］．北京：人民卫生出版社，2015.

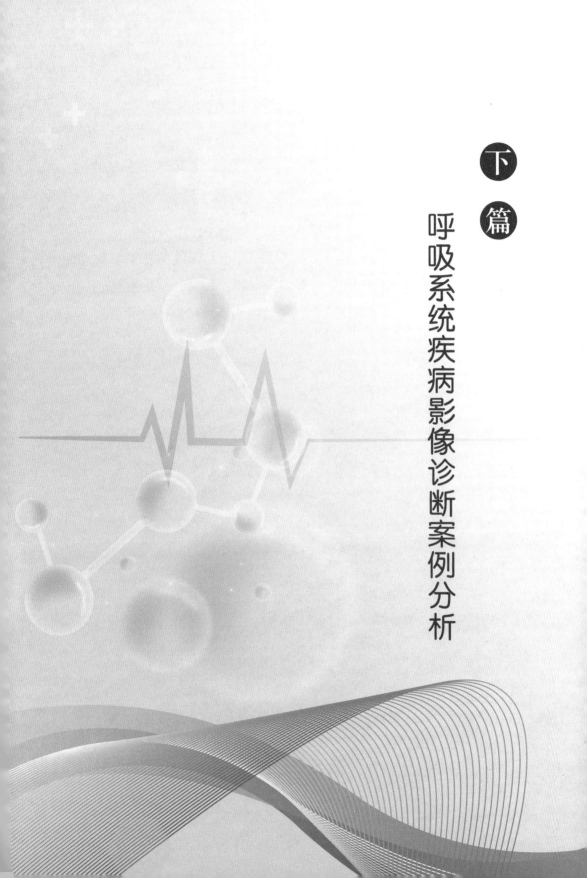

下 篇

呼吸系统疾病影像诊断案例分析

（本病例由江西中医药大学附属医院李少峰提供）

郑某，女，36岁，因"发热、咳嗽6天"入院。患者发热，测最高体温38.5℃，咳嗽，咳少量白痰，咽痛。

查体：双肺呼吸音清晰，未闻及明显干、湿啰音，无胸膜摩擦音。心前区无隆起，心尖搏动位于左侧第5肋间锁骨中线内0.5cm处。触诊无震颤，无心包摩擦感。心浊音界无扩大，心率84次/分。

辅助检查：检查结果如下。

血常规：中性粒细胞百分比76.1%。

C反应蛋白（CRP）：36mg/L。

胸部CT：右肺下叶斑片状实变渗出影，提示肺部感染，符合社区获得性肺炎（CAP）诊断（图2-1）。

诊断：支原体肺炎。

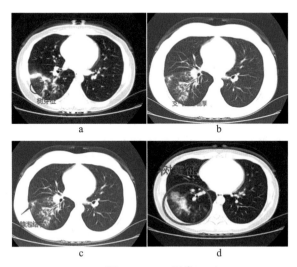

图2-1 CT图像

注：图a圆圈处所示为树芽征；图b箭头处所示为支气管壁增厚；图c箭头处所示为腺泡结节；图d圆圈处所示为树雾征。下篇病例图片均为教学留用图片，部分原片已遗失，图中标记及文字内容详见图注，下同。

问题1：成人支原体肺炎的临床特点有哪些？

①成人支原体肺炎多见于年轻人，女性多于男性。

②临床表现常为发热、干咳，多缺乏胸部体征，血白细胞计数多正常，常见中性粒细胞百分比及 CRP 增高。

③除肺部表现外，可并发肺外多系统损害，病变可累及神经、血液、心血管、消化、运动等多个系统。

④"临床轻，影像重"（一般细菌性肺炎、病毒性肺炎的影像学表现与临床表现比较同步）。

⑤病灶具有游走性，此起彼伏（有的病灶刚消失，其他病灶就长出来了）。

⑥病程较长，大环内酯类抗生素总体疗效不佳。

问题2：成人支原体肺炎的影像学特点有哪些？

①以小叶中心分布为主，伴有支气管壁增厚合并支气管周围炎症改变。

②可见腺泡结节、树芽征、树雾征。

③病情进展，可见结节融合，大片肺实变，含气支气管也可完全实变。

④病灶分布较为广泛，不局限于下叶。

⑤部分患者可有胸腔积液、纵隔淋巴结肿大。

问题3：为什么会有树芽征？

树芽征是胸部 HRCT 的一个征象，病变定位为小叶中央细支气管，正常 HRCT 在胸膜下看不到树芽征。树芽征可见于多种疾病，如肺结核、肺曲霉病、非结核分枝杆菌病、变应性支气管肺曲霉病（ABPA）、弥漫性泛细支气管炎（DPB）、吸入性肺炎、结节病等。

病理基础：肺泡导管、呼吸性细支气管、终末细支气管被黏液及脓液等阻塞，并伴有细支气管扩张、细支气管壁的增厚及细支气管周围炎。

问题4：为什么有腺泡结节？

肺腺泡是肺终末支气管远端的结构单位，由 I 级呼吸性细支气管供应，包含了肺泡管和肺泡。肺腺泡的构成部分都参与气体交换，所以它是最大的气体交换单位（肺的基本功能单位）。肺腺泡的直径为 6~10mm，一个次级肺小叶含有 3~25 个肺腺泡。正常腺泡在 CT 上并不显影，当腺泡因炎症渗出显影时，腺泡结节为圆形或卵圆形边缘不清的致密影，直径 5~8mm，可能代表了解剖学上的腺泡实变而致密，其病理基础为腺泡腔内充填炎性分泌物，周围肺磨玻璃结节为周围间质受累出现渗液或纤维化的表现。

问题 5：如何理解树雾征？

受累的间质病变表现为肺磨玻璃结节，其围绕、深入实质病灶与血管之间，如同树周围的雾一样，所以称为树雾征。

树枝指支气管、血管，树叶指腺泡，小树芽即树芽征。炎症沿着支气管腔向下并向支气管壁周围蔓延发展，所以树枝、树叶都显示（支气管壁增厚、树芽征、腺泡结节等）。树中间及周围的空气就等同于影像片上的间质病变。间质是无处不在的，没有明确边界的。当病变向周围蔓延的时候，就如同雾向四周蔓延。"雾"即是炎症向间质蔓延的表现。

参考文献

［1］Tanaka H. Correlation between Radiological and Pathological Findings in Patients with Mycoplasma pneumoniae Pneumonia［J］. Front Microbiol，2016，7：695.

［2］赵倩，胡文娟，徐晶晶，等.高分辨率 CT 在成人社区获得性肺炎中鉴别早期肺炎支原体肺炎的价值［J］.临床放射学杂志，2022，41（5）：876-881.

［3］蔡沁馨，李红林，王笑转，等. 60 例成人支原体肺炎的临床及 CT 影像特征［J］.暨南大学学报（自然科学与医学版），2020，41（4）：330-335.

［4］姜纯国，徐作军.成人肺炎支原体肺炎并发症的预防和处理［J］.中国实用内科杂志，2011，31（2）：155-157.

［5］徐作军.《成人肺炎支原体肺炎诊治专家共识》浅析［J］.中国实用内科杂志，2010，30（12）：1146-1147.

［6］中华医学会呼吸病学分会感染学组．成人肺炎支原体肺炎诊治专家共识
　　　［J］．中华结核和呼吸杂志，2010，33（9）：643-645.

［7］冯学威，李澎，刘宏，等．成人肺炎支原体肺炎临床新特点回顾分析
　　　［J］．中国实用内科杂志，2010，30（5）：452-454.

［8］曲丹，林琳，李胜岐．成人肺炎支原体肺炎的CT影像特点［J］．中国医
　　　学影像技术，2010，26（2）：269-271.

（本病例由贵溪市人民医院王陈提供）

吴某，男，68 岁，因"反复咳嗽、咳痰，伴胸闷、气促 3 年，加重 3 天"入院。患者咳嗽，咳少量白痰，感明显胸闷、气促，夜间能平卧。

查体：双肺呼吸音减弱，双肺可闻及中等量干、湿啰音，无胸膜摩擦音。心前区无隆起，心尖搏动位于左侧第 5 肋间锁骨中线内 0.5cm 处。触诊无震颤，无心包摩擦感。心浊音界未扩大，心率 78 次 / 分。

辅助检查：血常规未见明显异常。

C 反应蛋白：8mg/L。

胸部 CT：慢性支气管炎合并两肺感染，肺气肿，右上肺陈旧性病灶（图 2-2）。

诊断：慢性阻塞性肺疾病。

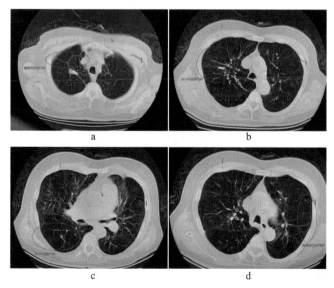

图 2-2　CT 图像

注：图 a 圆圈处所示为瘢痕旁型肺气肿；图 b、图 c 圆圈处所示为全小叶型肺气肿；图 d 圆圈处所示为间隔旁型肺气肿。

问题 1：慢性阻塞性肺疾病的临床特点有哪些？

①持续性呼吸道症状：包括咳嗽、咳痰、胸闷、气短等症状，可以持续存在，但症状的严重程度不同。咳嗽、咳痰通常为首发症状，活动后呼吸困难为标志性症状。

②不可逆气流受限：使用支气管扩张剂后，一秒率，即 FEV_1（第一秒用力呼气量）与 FVC（用力肺活量）的比值小于 0.7，是不可逆气流受限的标志。

问题 2：慢性阻塞性肺疾病的影像学特点有哪些？

①小叶中心型肺气肿：典型改变是呼吸细支气管的肺泡扩张，周围部分不受累。

②全小叶型肺气肿：典型表现为病变涉及终末细支气管以下的全部气道，全小叶的破坏导致了大面积低密度区的形成。小叶间隔变薄，数目也随之减少，周围无正常肺组织。

③间隔旁型肺气肿：选择性地累及小叶末段，多位于胸膜下，可表现为肺大疱邻接于局部肺实质瘢痕处。

④瘢痕旁型肺气肿：辨认此型是比较容易的。HRCT 表现为在斑块周围近似放射状排列的结节，以及在斑块旁形态不一、大小不一的低密度病灶。

问题 3：为什么会出现肺气肿？

①慢性支气管炎导致细支气管腔狭窄，形成不完全阻塞，呼气时气道过早闭合，残气量增加，使肺过度充气。

②慢性炎症破坏小支气管壁软骨，使其失去支架作用，致使呼气时支气管过度缩小或陷闭，导致残气量增加。

③反复出现肺部感染和慢性炎症，使白细胞和巨噬细胞释放的蛋白分解酶增加，损害肺组织和肺泡壁，导致多个肺泡融合成肺大疱。

④肺泡壁的毛细血管受压，肺组织供血减少，导致营养障碍，进而使肺泡壁弹性减退。

⑤弹性蛋白酶及其抑制因子数量失衡可导致肺气肿。人体内存在弹性蛋白酶和弹性蛋白酶抑制因子，吸烟可促使中性粒细胞释放弹性蛋白酶，烟雾

中的过氧化物还可使 α1- 抗胰蛋白酶的活性降低，导致肺组织弹力纤维分解，造成肺气肿。此外，先天性遗传缺乏 α1- 抗胰蛋白酶者易于发生肺气肿，与支气管阻塞及蛋白酶 - 抗蛋白酶失衡有关。吸烟、感染和大气污染等可引起细支气管炎症，管腔狭窄或阻塞。在感染等情况下，体内蛋白酶活性增高，人体抗蛋白酶系统的活性也相应增高，以保护肺组织免遭破坏。α1- 抗胰蛋白酶缺乏者对蛋白酶的抑制能力减弱，故更易发生肺气肿，吸烟对蛋白酶 - 抗蛋白酶平衡也有不良影响。肺气肿对身体的危害是渐进性的，由于肺泡及毛细血管受损，不能完成吸入氧气、排出二氧化碳的任务，导致人体缺氧，致使肺部遭到破坏，当剩余的组织不能维持输氧的功能时，就会使人缺氧，出现呼吸困难的情况，甚至威胁生命安全。

参考文献

[1] 沈慧聪，伍建林，郎志谨，等.动态 CT 扫描在慢性阻塞性肺病中的应用研究［J］.中国医学计算机成像杂志，2003，9（4）：263-266.

[2] 徐茂盛，彭顺英，周永生，等.双相高分辨率 CT 对慢阻肺的定量诊断价值分析［J］.中国误诊学杂志，2005，5（9）：1606-1608.

[3] Lucidarma O，Coche E，Cluzel P，et al. Expiratroy CT scans for chronic airway disease：correlation with pulmonary function test results［J］. AJR Am J Roentgenol，1998，170（2）：301-307.

[4] Jonathan G，Goldin. Quantitative CT of the lung［J］. Radiol Clin North Am，2002，40（1）：145-162.

[5] 薛雁山，蔡强，许建英，等.慢性阻塞性肺气肿上呼吸道病变的 CT 观察［J］.中华放射学杂志，2004，38（9）：75-77.

[6] 荣独山.X 线诊断学：第 1 册（胸部）［M］.上海：上海科学技术出版社，1993：72.

（本病例由贵溪市人民医院王陈提供）

夏某，男，64岁，因"反复咳嗽、咳痰，伴胸闷、气促10余年，加重1天"入院。患者咳嗽，咳中等量白痰，胸闷，气促，呼吸困难。

查体： 双肺呼吸音减弱，可闻及中等量干、湿啰音，无胸膜摩擦音。心前区无隆起，心尖搏动位于左侧第5肋间锁骨中线内0.5cm处。触诊无震颤，无心包摩擦感。心浊音界未扩大，心率122次/分。

辅助检查： 检查结果如下。

血常规：白细胞28.7×10^9/L，中性粒细胞百分比94.0%。

C反应蛋白：49.95mg/L。

胸部CT：两肺弥漫性分布斑点状高密度影，上叶融合呈团状，结合病史为尘肺。符合慢性支气管炎，肺气肿（图2-3）。

诊断： 尘肺；慢性阻塞性肺疾病。

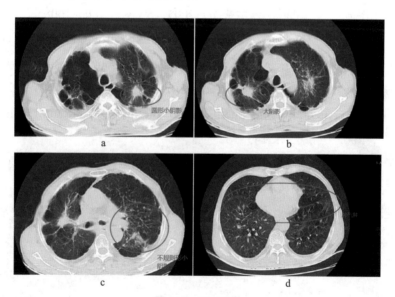

图2-3　CT图像

注：图a圆圈处所示为圆形小阴影；图b圆圈处所示为大阴影；图c圆圈处所示为不规则形阴影；图d圆圈处所示为肺气肿。

问题 1：尘肺的临床特点有哪些？

尘肺是由于人在生产过程中长期吸入游离二氧化硅而引起的以肺部弥漫性纤维化为主的全身性疾病。尘肺有 3 种类型，即慢性尘肺、急性尘肺和介于两者之间的加速性尘肺，临床表现形式与患者接触的粉尘浓度、接触时间等显著相关，临床上以慢性尘肺最为常见。一般尘肺早期可无症状或症状不明显，随着病情的进展可出现多种症状，其中气促常较早出现，并进行性加重。早期患者常感胸闷、胸痛，胸痛较轻微，疼痛性质为胀痛、隐痛或刺痛，与呼吸、体位及劳动无关，胸闷和气促的程度与病变的范围及性质有关。早期患者由于吸入矽尘可出现刺激性咳嗽，并发感染，吸烟者可有咳痰，少数患者咳血痰。合并肺结核、肺癌或支气管扩张症时，患者可反复或大量咯血。此外，患者尚可有头昏、乏力、失眠、心悸、胃纳不佳等症状。Ⅲ期尘肺由于大块纤维化使肺组织收缩，可导致支气管移位和叩诊浊音。

问题 2：尘肺的影像学特点有哪些？

①圆形小阴影：是尘肺最常见和最重要的一种表现形态，其病理基础以结节性尘肺为主。

②不规则形小阴影：阴影之间可互不相连或杂乱无章地交织在一起，呈网状或蜂织状，其病理基础主要是肺间质纤维化。

③大阴影：指长径 ≥ 10mm 的阴影，是晚期尘肺的重要表现，其病理基础是团块状纤维化。

④胸膜变化：胸膜粘连、增厚，肋膈角变钝或消失，晚期膈面粗糙。由于肺纤维组织收缩和膈胸膜粘连，可呈"天幕状"阴影。

⑤肺气肿：多为弥漫性、局限性肺气肿，有时可见肺大疱。

⑥肺门和肺纹理变化：早期肺门阴影扩大，密度增高，边缘模糊不清，有时可见淋巴结肿大，肺纹理增粗或变形；晚期肺门外举上移，肺纹理减少或消失。

问题 3：尘肺的常见病理类型有哪些？

①结节型尘肺：是由于长期吸入游离二氧化硅含量较高的粉尘而引起的肺组织纤维化，其典型病变为矽结节。

②弥漫性间质纤维化型尘肺：见于长期吸入游离二氧化硅但含量较低，或虽然游离二氧化硅含量高但吸入量少的患者，病变进展缓慢，其特点是肺泡、肺小叶间质等部位纤维组织弥漫增生。

③矽性蛋白沉积：病变特征为肺泡腔内有大量蛋白分泌物，即矽性蛋白，随后可伴有纤维增生，多见于短期内接触高浓度游离二氧化硅粉尘的年轻工人。

④团块型尘肺：上述类型尘肺进一步发展，病灶融合可成团块型尘肺。

参考文献

［1］Jones CM，Pasricha SS，Heinze SB，et al. Silicosis in artificial stone workers：Spectrum of radiological high-resolution CT chest findings［J］. J Med Imaging Radiat Oncol，2020，64（2）：210-213.

［2］刘荣荣. 二氧化硅的能谱CT实验研究及在矽肺诊断中的初步应用［D］. 苏州：苏州大学，2017.

［3］毛翎，周韶炜，陈子丹，等. 人造石英石板材加工矽肺患者临床特征及其作业环境调查［J］. 环境与职业医学，2019，36（8）：744-749.

［4］钱元寿. 探讨尘肺患者肺部病灶的CT表现［J］. 现代医用影像学，2020，29（1）：93-94.

［5］马官芹，王兆美，朱华，等. 96例矽肺患者诊断特点及防治分析［J］. 中国地方病防治杂志，2019，34（6）：671-672.

［6］商观锋，吴昭彬，夏文钢. 多层螺旋CT检查肺结核与矽肺的临床价值分析［J］. 医学影像学杂志，2017，27（9）：1714-1717.

［7］张艳凤. 128层肺部高分辨CT对矽肺合并肺结核的诊断［J］. 中国医药指南，2019，17（33）：76-77.

［8］Raja A，Imen Z，Dhia K，et al. Caplan's syndrome in an elderly-onset rheumatoid arthritis patient：About a new case［J］. Egypt Rheumatol，2017，17（8）：98-105.

［9］陆聪. DR、CT、HRCT对矽肺的影像学诊断价值分析［J］. 中国卫生标准管理，2018，9（22）：115-116.

病例 4

（本病例由贵溪市人民医院王陈提供）

黄某，女，67 岁，因"反复咳嗽、咳痰 40 余年，加重 3 天"入院。患者咳嗽，咳大量黄绿色脓痰。

查体： 双肺呼吸音粗，可闻及少许细湿啰音，无胸膜摩擦音。心前区无隆起，心尖搏动位于左侧第 5 肋间锁骨中线内 0.5cm 处。触诊无震颤，无心包摩擦感。心浊音界未扩大，心率 106 次 / 分。

辅助检查： 血常规未见明显异常。

C 反应蛋白：134.46mg/L。

胸部 CT：两肺支气管扩张合并感染（图 2-4）。

诊断： 支气管扩张症（铜绿假单胞菌感染）。

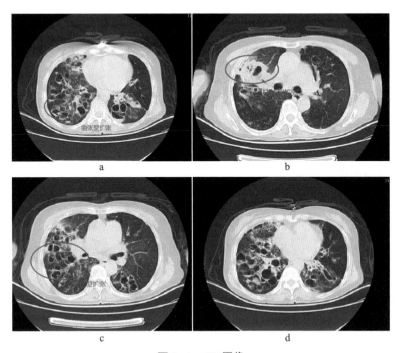

图 2-4　CT 图像

注：图 a 圆圈处所示为曲张型扩张；图 b 箭头处所示为柱状型扩张；图 c 箭头处所示为囊状型扩张。

问题1：支气管扩张症的临床特点有哪些？

①慢性咳嗽：多呈阵发性，常于体位变化时出现，比如早上起床、晚上睡下时出现咳嗽。

②咳大量脓痰：每日痰量可达数百毫升，静置后可分三层。如果有厌氧菌感染，可咳恶臭脓痰。痰量与感染程度密切相关。

③反复咯血：本病的常见症状，呈间歇性，多因感染而诱发。咯血量不定，多者可达数百毫升，常由支气管血管瘤破裂所致。部分患者平时可无咳嗽，唯一的症状是反复咯血，即所谓"干性支气管扩张症"，常继发于肺结核病所致的肺叶病变。

④全身症状：随病情发展，易继发肺部感染，可反复发生。当合并继发感染且支气管引流不畅时，可出现发热、乏力、消瘦、肌肉酸痛等全身中毒症状。在疾病晚期多伴有营养不良，常因并发慢性支气管炎、阻塞性肺气肿而出现呼吸困难、心悸等心肺功能严重障碍的表现。

问题2：支气管扩张症的影像学特点有哪些？

①囊状型扩张：患者的高分辨率CT主要表现为气道囊状或不规则串珠状改变，表面较为光滑，其内可见液平面，伴有感染时在其周围可见炎性实变影。

②柱状型扩张：患者的支气管腔有轻度或中度均匀一致的扩张，扩张的支气管在CT图像上呈环状、柱状或椭圆形管状结构，管腔内有大量黏液时，可形成与血管伴行的高密度影，管腔内气体充盈时，扩张的支气管腔可与伴行的肺动脉形成"印戒征"。

③曲张型扩张：多发于左肺舌叶及双肺上叶后段，支气管可出现中度不均匀扩张，其形状似曲张的静脉。支气管壁增厚，可见"双轨征"。

④混合型扩张：患者可同时具有上述两种及以上类型的影像学表现。

问题3：支气管扩张症的病因及病理基础是什么？

支气管扩张症是因支气管壁的弹性组织和肌肉组织被破坏而导致的不可恢复的支气管树异常扩张，以局部支气管不可逆性解剖结构异常为特征。支气管及其周围肺组织的慢性化脓性炎症和纤维化，使支气管壁的肌肉组织和弹性组织受到破坏，导致支气管变形及持久扩张。典型的症状有慢性咳嗽、咳大量脓痰和反复咯血。主要致病因素为支气管感染、阻塞和牵拉，部分有先天遗传因素的影响。患者多有麻疹、百日咳或支气管肺炎等病史。支气管扩张可分为先天性及后天性两类，先天性支气管扩张为出生后肺、支气管发育不良导致末端小支气管囊状扩张所致，部分或全部支气管壁较薄，弹力纤维减少；后天性支气管扩张的原因是感染、阻塞和牵拉，三者可相互影响，促成并加剧支气管扩张。支气管扩张症的发病人群以儿童及青少年为多，多见于左肺下叶、左肺舌叶及右肺下叶，可两肺同时存在。

参考文献

［1］刘扑琼. CT 诊断支气管扩张症的临床价值评估［J］. 影像研究与医学应用，2020，4（4）：196-197.

［2］付仲，李玲玲. 常规 CT 及多层螺旋 CT 在支气管扩张症诊断中的应用价值［J］. 影像研究与医学应用，2020，4（8）：58-59.

［3］赵林. CT 及多层螺旋 CT 在支气管扩张症诊断中的应用分析［J］. 吉林医学，2020，41（12）：2840-2841.

［4］张定义，武华，王文鼎. 支气管扩张的高分辨率 CT 诊断价值［J］. 临床放射学杂志，2007，26（12）：1208-1210.

［5］田志强，严天军. 高分辨率 CT 扫描在提高诊断支气管扩张敏感性、准确性的应用价值［J］. 中国 CT 和 MRI 杂志，2016，14（4）：55-58.

［6］梁长虹，赵振军. 多层螺旋 CT 血管成像［M］. 北京：人民军医出版社，2008：5-162.

（本病例由江西中医药大学附属医院裴秋兰提供）

杨某，女，41 岁，因"咳嗽 1 周"入院。患者咳嗽，以白天干咳为主，咳甚时咽痛咽痒，夜间入睡后不咳嗽，无咳痰，无发热恶寒，无胸闷胸痛，口干不苦，纳寐可，二便调。近来体重无明显减轻。

查体：双肺呼吸音清，未闻及干、湿啰音，无胸膜摩擦音。心前区无隆起，心尖搏动位于左侧第 5 肋间锁骨中线内 0.5cm 处，范围正常。

辅助检查：检查结果如下。

血常规：白细胞 6.14×10^9/L，中性粒细胞百分比 73.5%，淋巴细胞百分比 18.0%。

胸部 CT：双肺散在多形性病变，考虑感染性病变（图 2-5）。

穿刺病理：考虑隐球菌感染。

诊断：肺隐球菌病。

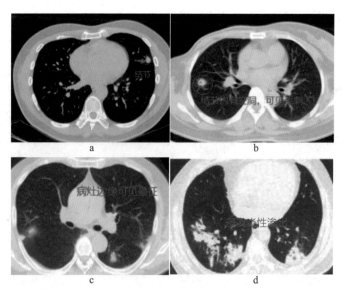

图 2-5　CT 图像

注：图 a 箭头处所示为结节；图 b 圆圈处所示为结节内有空洞，可见毛刺；图 c 箭头处所示为病灶边缘可见晕征；图 d 可见多发炎性渗出。

问题 1：肺隐球菌病的临床特点有哪些？

①成年男性的发病率稍高于成年女性的发病率，幼儿及老年人少见。

②临床表现多变、轻重不一，且缺乏特异性，多为咳嗽、咳痰、发热、胸闷等不典型呼吸道症状，部分患者无自觉症状，常因体检发现而就诊。

③免疫功能缺陷患者的症状相对较重，常出现严重、快速发展的下呼吸道感染症状，如高热、呼吸困难、气促、低氧血症等，严重者甚至出现急性呼吸窘迫综合征（ARDS）。

④由于隐球菌具有噬神经的特点，部分患者可并发隐球菌性脑膜炎，出现头痛、恶心、呕吐、精神症状等。隐球菌还可侵犯皮肤黏膜、内脏器官，甚至全身播散引起败血症，危及生命。

问题 2：肺隐球菌病的影像学特点有哪些？

①大部分患者表现为双侧肺野内多发大小不等、形状不规则的结节状阴影，各肺叶均可累及。

②结节可有毛刺征、分叶、晕征等征象，多分布于胸膜下、肺野外带。

③免疫功能缺陷的患者，影像学检查常表现为多种异常渗出影，如多发斑片状阴影、实变等混合病灶。

④部分患者可有胸腔积液、纵隔淋巴结肿大。

问题 3：为什么会产生结节？

当隐球菌病原体侵入机体后，巨噬细胞可吞噬病原体，并与纤维细胞、淋巴细胞及组织细胞等形成炎性肉芽肿和纤维组织，使其播散范围受限，故CT 表现为单发或多发的结节。

问题 4：为什么结节会有分叶、毛刺征？

结节常大小不一，结节融合和肉芽肿不断增殖可形成肿块。当形成的纤维组织张力均匀时，肺隐球菌病的结节和肿块边缘光滑；当纤维组织张力不均匀时，结节和肿块边缘可出现分叶、毛刺，并且邻近胸膜者可出现胸膜凹陷征。

参考文献

［1］Setianingrum F，Rautemaa-Richardson R，Denning DW. Pulmonary cryptococcosis：A review of pathobiology and clinical aspects［J］. Med Mycol，2019，57（2）：133-150.

［2］Chen WA，Emory CL，Graves BR. Disseminated Cryptococcal Osteomyelitis to the Hand in an Immunosuppressed Lymphoma Patient［J］. J Hand Surg Am，2018，43（3）：291.

［3］He Q，Ding Y，Zhou W，et al. Clinical features of pulmonary cryptococcosis among patients with different levels of peripheral blood CD4$^+$ T lymphocyte counts［J］. BMC Infec Dis，2017，17（1）：768.

［4］Hagen F，Khayhan K，Theelen B，et al. Recognition of seven species in the Cryptococcus gattii/Cryptococcus neoformans species complex［J］. Fungal Genet Biol，2015，78：16-48.

［5］宋宇，刘海珠.肾病综合征合并播散性新生隐球菌病1例［J］.中国感染与化疗杂志，2016，16（5）：653-654.

［6］Chang CC，Sorrell TC，Chen SC. Pulmonary cryptococcosis［J］. Semin Respir Crit Care Med，2015，36（5）：681-691.

［7］李齐云.CT引导经皮肺穿刺及手术病理证实肺隐球菌病影像学分析［J］.浙江临床医学，2011，13（9）：1044-1045.

［8］赖国祥，林庆安，柳德灵，等.经纤维支气管镜介入气管内置管注药治疗肺隐球菌病2例［J］.国外医学（呼吸系统分册），2004，24（6）：427-428.

［9］黄耀，隋昕，宋兰，等.肺隐球菌病影像学表现［J］.中国医学科学院学报，2019，41（6）：835.

病例 6

（本病例由江西中医药大学附属医院裴秋兰提供）

后某，女，31岁，因"咳嗽、咳痰2天"入院。患者咳嗽，咳暗灰色脓痰，咳嗽时感右侧胸部疼痛，伴有头晕，无咯血，无胸闷，无畏寒、发热，无盗汗，无恶心、呕吐，无心悸、心前区痛。

查体： 双肺呼吸音粗，可闻及少许湿啰音。

辅助检查： 检查结果如下。

血常规：白细胞 $13.87×10^9/L$，淋巴细胞计数 $1.73×10^9/L$，淋巴细胞百分比 12.54%，嗜酸性粒细胞计数 0，嗜酸性粒细胞百分比 0，中性粒细胞计数 $11.70×10^9/L$，中性粒细胞百分比 84.34%。

胸部CT：右肺中、上叶及左肺感染，建议治疗后复查（图2-6）。

呼吸道病原菌核酸检测：金黄色葡萄球菌阳性。

诊断： 金黄色葡萄球菌性肺炎。

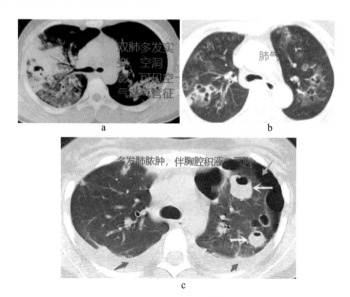

图2-6　CT图像

注：图a可见双肺多发实变、空洞影，可见空气支气管征；图b箭头处所示为肺气囊；图c箭头处所示为多发肺脓肿，伴胸腔积液、气胸。

问题1：金黄色葡萄球菌性肺炎的临床特点有哪些？

①金黄色葡萄球菌性肺炎（staphylococcal pneumonia）是由感染金黄色葡萄球菌引起的急性化脓性肺部感染，好发人群为婴幼儿、老年人，以及皮肤脓疱、严重烧伤、外伤、外科手术后、静脉插管、呼吸机治疗、糖尿病、恶性肿瘤、长期使用大量激素治疗等免疫功能受损的患者。

②金黄色葡萄球菌性肺炎临床症状轻重不一，轻者可出现流感（即流行性感冒）样前驱症状，如畏寒高热、咳嗽、咳黄色或棕色脓痰、胸膜炎性胸痛、胃肠道症状、皮疹等，重者可出现咯血、神志模糊、ARDS、多器官功能衰竭、休克等重症肺炎表现。

③免疫功能缺陷患者的症状相对较重，常出现严重、快速发展的下呼吸道感染症状，如高热、呼吸困难、气促、低氧血症等，严重者甚至出现ARDS。

问题2：金黄色葡萄球菌性肺炎的影像学特点有哪些？

①炎性浸润：表现为两肺不均匀分布的多发性斑片状或絮状阴影，以中、下肺叶为多见，呈小片状略高密度灶，边界不清晰。

②肺气囊：肺气囊为金黄色葡萄球菌性肺炎的特征性表现。小气囊多发，呈环形，位于两肺中上野的中外带，靠近肺边缘的部位多见。小气囊直径1~3cm，薄壁空洞或空腔，周围可无炎性病灶，其大小、数目、位置可随时间变化而变化，变化速度快。

③多发性肺脓肿灶：金黄色葡萄球菌感染支气管周围肺组织，中心液化坏死，并与支气管相通，形成空洞，在胸部CT上可见多发散在圆形空洞，为厚壁空洞，肺脓肿病灶早期表现为大片状或球形高密度病灶。

④胸膜改变：金黄色葡萄球菌性肺炎早期就可以侵犯胸膜，导致脓胸、气胸、脓气胸、胸腔积液。有研究认为这可能与肺内气囊破溃有关。

问题3：金黄色葡萄球菌性肺炎为什么会形成肺气囊？

炎性细小支气管黏膜肿胀，分泌物形成活瓣，可出现"小叶性膨胀"，而在过度膨胀状态下会出现小叶结构破裂、相融，最终形成肺气囊。

参考文献

［1］冯灵慧，沈涛.分析血源性金黄色葡萄球菌肺炎肺部CT征象动态变化
　　［J］.影像研究与医学应用，2022，6（6）：151-153.

［2］刘敏，沈锋，韦波.血源性金黄色葡萄球菌肺炎肺部CT征象动态变化
　　观察［J］.影像研究与医学应用，2020，4（14）：107-109.

［3］张健，陈平，宋芹霞，等.AIDS合并卡氏肺孢子菌肺炎的多排螺旋CT
　　表现及鉴别诊断［J］.中华全科医学，2020，18（11）：1901-1903.

病例 7

（本病例由江西中医药大学附属医院裴秋兰提供）

杨某，男，78岁，因"发热4天"入院。患者发热，体温最高可达39.3℃，头晕头痛，恶心，无呕吐，无反酸，无咳嗽咳痰，无鼻塞流涕，无腹痛腹泻，无胸闷气促，食欲差，夜寐差，二便调。

查体：双肺呼吸音清，未闻及干、湿啰音。

辅助检查：检查结果如下。

血常规：白细胞 $10.44×10^9$/L，中性粒细胞计数 $9.25×10^9$/L，中性粒细胞百分比88.6%，淋巴细胞计数 $0.59×10^9$/L，淋巴细胞百分比5.7%，嗜酸性粒细胞百分比0。

C反应蛋白：125.5mg/L。

胸部CT：两肺慢性支气管炎、肺气肿并肺大疱形成，建议结合临床并随诊；左肺下叶实变影，拟为感染性病变，建议抗炎治疗后短期内复查；纵隔淋巴结稍肿大；主动脉及冠状动脉钙化；左侧少量胸腔积液（图2-7）。

支气管肺泡灌洗检查：鹦鹉热衣原体感染。

诊断：鹦鹉热衣原体肺炎。

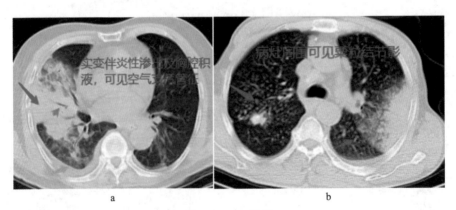

图 2-7　CT 图像

注：图 a 箭头处所示为实变伴炎性渗出及胸腔积液，可见空气支气管征；图 b 箭头处所示为病灶周围可见粟粒结节影。

问题 1：鹦鹉热衣原体肺炎的临床特点有哪些？

①鹦鹉热衣原体肺炎是人畜共患传染病，临床少见，其发病率约占社区获得性肺炎的 1.03%，病死率高达 1.44%，好发年龄集中在 5 岁以上，男性患病率高于女性患病率。

②大部分患者有明确的禽类、鸟类或其他野生动物接触史。

③鹦鹉热衣原体侵入肺后的潜伏期为 5 天 ~2 周，不同患者患病的严重程度不一，临床表现差异较大，轻症患者主要表现为高热、寒战、全身肌肉酸痛、呼吸困难等流感样症状，重症患者可出现呼吸衰竭、感染性休克、多器官功能不全等。

④与一般社区获得性肺炎相比，鹦鹉热衣原体肺炎容易出现淋巴细胞计数减少、低钠、转氨酶升高、乳酸脱氢酶（LDH）升高、凝血功能异常等。

问题 2：鹦鹉热衣原体肺炎的影像学特点有哪些？

①可见病变区实变阴影，病情进展后实变可累及整个肺叶，内有空气支气管征。

②可见胸膜下扇形、楔形密度不均的斑片影，病灶内可见多发圆形实变结节影、粟粒影，病灶邻近肺野的支气管血管增粗紊乱。

③实变与磨玻璃影可共存。

④累及胸膜时可有少量胸腔积液。

参考文献

［1］Hogerwerf L，DE Gier B，Baan B，et al. Chlamydia psittaci（psittacosis）as a cause of community-acquired pneumonia：a systematic review and meta-analysis［J］. Epidemiol Infect，2017，145（15）：3096-3105.

［2］Raeven VM，Spoorenberg SM，Boersma WG，et al. Atypical aetiology in patients hospitalised with community-acquired pneumonia is associated with age，gender and season：a data-analysis on four Dutch cohorts［J］. BMC Infect Dis，2016，16：299.

［3］de Gier B，Hogerwerf L，Dij kstra F，et al. Disease burden of psittacosis in the Netherlands ［J］. Epidemiol Infect，2018，146（3）：303-305.

［4］张郡，唐光健，王淑兰，等 . 鹦鹉热肺炎的影像学表现［J］. 中华放射学杂志，2005（11）：15-18.

［5］Branley JM，Weston KM，England J，et al. Clinical features of endemic community-acquired psittacosis ［J］. New Microbes New Infect，2014，2（1）：7-12.

［6］张文源，杨保华 . 鹦鹉热肺炎 2 例报道 ［J］. 临床肺科杂志，2009，14（7）：978.

病例8

（本病例由江西中医药大学附属医院裴秋兰提供）

张某，女，46岁，因"反复胸闷气喘40年，再发加重10天"入院。患者胸闷气喘，咳嗽不著，咳黄脓痰，痰易咳出，无咯血，鼻塞，无流涕，无鼻腔干燥感，口干，无口苦口黏，无咽干，无咽痒咽痛，平素畏寒，易汗出，纳可，寐欠佳，小便频，大便可，自患病以来体重无明显下降。既往鼻窦炎病史。

过敏史： 对花粉、尘螨过敏，有青霉素过敏史。

查体： 双肺呼吸音粗，可闻及少许哮鸣音。

辅助检查： 检查结果如下。

血常规：白细胞 11.24×10^9/L，中性粒细胞计数 8.52×10^9/L，嗜酸性粒细胞计数 0.61×10^9/L，中性粒细胞百分比 75.8%，淋巴细胞百分比 12.5%，嗜酸性粒细胞百分比 5.4%。

血气分析：氧分压 81mmHg，碳酸氢根 23.2mmol/L。

肿瘤系列：糖类抗原 CA19-9 38.44U/mL。

超敏 C 反应蛋白：5.3mg/L。

真菌涂片：见假菌丝。

过敏原筛查：贝 0.1，户尘螨 0.67，点青 / 分枝 / 烟曲 / 黑曲 / 交链霉 1.3，牛肉 0.1，蟑螂 0.27，柏榆柳栎桦枫胡桃梧桐杨 0.36，总 IgE 448.2IU/mL。

胸部 CT（2018 年 1 月）：两肺支气管扩张并感染，右上肺黏液栓塞可能。

胸部 CT（2019 年 2 月）：两肺支气管扩张并两肺多发感染（图 2-8）。

气管镜：右肺上叶见脓性分泌物。

诊断： 变应性支气管肺曲霉病。

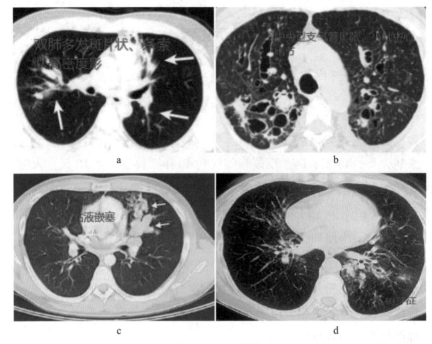

图 2-8　CT 图像

注：图 a 箭头处所示为双肺多发斑片状、条索状高密度影；图 b 箭头处所示为中央型支气管扩张，小叶中心结节；图 c 箭头处所示为黏液嵌塞；图 d 圆圈处所示为树芽征。

问题 1：变应性支气管肺曲霉病的临床特点有哪些？

①变应性支气管肺曲霉病（ABPA）是由感染曲霉引起的变应性肺部疾病，主要发生在哮喘和肺囊性纤维化的患者群体中。ABPA 在支气管哮喘患者中的发病率大约为 2%，在激素依赖性哮喘患者中的发病率为 7%~14%，在肺囊性纤维化患者中的发病率为 2%~15%。

②ABPA 的临床表现多种多样，缺乏特异性，主要表现为咳嗽、咳痰、喘息，还可见低热、消瘦、乏力、胸痛等。咳棕褐色黏冻样痰栓为本病的特征性表现。存在支气管扩张时，可有不同程度的咯血。少数患者可以没有明显症状。急性加重时可出现咳嗽、喘息、咯血、咳大量黄黏痰等，缓解期上述症状可消失或明显减轻。

③体检时肺部可闻及湿啰音或哮鸣音。晚期患者可出现杵状指和发绀。

问题 2：变应性支气管肺曲霉病的影像学特点有哪些？

①ABPA 常见的影像表现为肺部浸润影或实变影，其特点为具有一过性、反复性、游走性。肺浸润呈均质性斑片状、片状或点片状，部位不定，可累及单侧或双侧，上、中、下肺均可见，但以上肺为多见。

②对于 ABPA，具有一定特征性的表现包括黏液嵌塞、支气管扩张、小叶中心性结节、树芽征等。

③部分患者在疾病后期可出现肺部空腔、曲霉球形成及上肺纤维化，提示并发慢性肺曲霉病。

参考文献

［1］Patterson K，Strek ME. Allergic bronchopulmonary aspergillosis［J］. Proc Am Thorac Soc，2010，7（3）：237-244.

［2］Thronicke A，Heger N，Antweiler E，et al. Allergic bronchopulmonary aspergillosis is associated with pet ownership in cystic fibrosis［J］. Pediatr Allergy Immunol，2016，27（6）：597-603.

［3］Agarwal R，Gupta D，Aggarwal AN，et al. Clinical significance of hyperattenuating mucoid impaction in allergic bronchopulmonary aspergillosis：an analysis of 155 patients［J］. Chest，2007，132（4）：1183-1190.

［4］McCarthy DS，Simon G，Hargreave FE. The radiological appearances in allergic bronchopulmonary aspergillosis［J］. Clin Radiol，1970，21（4）：366-375.

［5］Agarwal R，Khan A，Garg M，et al. Chest radiographic and computed tomographic manifestations in allergic bronchopulmonary aspergillosis［J］. World J Radiol，2012，4（4）：141-150.

病例 9

（本病例由新余市人民医院付小刚提供）

习某，女，67岁，因"体检发现左肺占位1月余"入院。

查体：浅表淋巴结未触及明显肿大。双肺呼吸音清，未闻及明显干、湿啰音，无胸膜摩擦音。心律齐，未闻及病理性杂音。

辅助检查：检查结果如下。

肿瘤标志物：糖类抗原 CA125 19.8U/mL，糖类抗原 CA19-9 34.0U/mL，癌胚抗原 9.0ng/mL，细胞角蛋白 19 片段抗原 21-1（CYFRA21-1）4.54ng/mL，神经元特异性烯醇化酶 17.67ng/mL，鳞状细胞癌抗原 0.78ng/mL。

肺部 CT：考虑左肺上叶尖后段 MT（"MT"即恶性肿瘤，下同）伴纵隔及左侧锁骨上窝淋巴结转移；两肺上叶小结节，建议随访除外转移；两肺胸膜下轻度间质性改变；左侧多发肋骨骨折；脾门区脾脏下结节灶，建议随访（图2-9）。

经皮左肺肿块穿刺活检术病理：低分化腺癌。

诊断：左肺上叶恶性肿瘤（腺癌，$cT_1N_3M_0$，ⅢB期）。

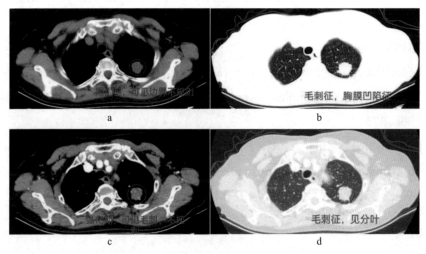

图2-9 CT图像

注：图a圆圈处所示为周围型肺癌，边界不规则；图b圆圈处所示为毛刺征、胸膜凹陷征；图c圆圈处所示为强化期，可见毛刺，不规则；图d圆圈处所示为毛刺征，可见分叶。

问题 1：肺腺癌的类型有哪些？

腺癌占肺癌的 40%~55%，在许多国家已经超过鳞癌成为最常见的肺癌类型。腺癌临床上以周围型为多见，空洞形成较为罕见。近年来肺腺癌病理学最主要的变化是提出了原位腺癌的概念，建议不再使用细支气管肺泡癌一词；浸润性腺癌主张在以优势成分命名的同时要标明其他成分的比例，并建议不再使用混合型腺癌一词。

①非典型性腺瘤样增生（atypical adenomatous hyperplasia，AAH）：AAH至少为一种肺腺癌的癌前病变。AAH 最大径常在 0.5cm 以内，CT 扫描常以磨玻璃样改变为特点。镜下组织学表现为肺泡结构完好，肺泡上皮增生呈一致的立方形或矮柱状，有轻度非典型性，核仁缺乏或模糊。

②原位腺癌（adenocarcinoma in situ，AIS）：AIS 是 2011 年提出的新概念，其定义为最大径 ≤ 3cm 的单发腺癌，癌细胞局限于正常肺泡结构内（附壁型生长），由 II 型肺泡上皮和（或）克拉拉细胞组成。AIS 细胞核异型性不明显，常见肺泡间隔增宽伴纤维化。AIS 手术切除无病生存率为 100%。

③微浸润性腺癌（micro-invasive adenocarcinoma，MIA）：MIA 的定义为最大径 ≤ 3cm 的单发腺癌，界限清楚，以附壁型生长为主，浸润癌形态应为除附壁型外的其他形态，浸润间质最大径 ≤ 5mm，除外脉管侵犯、胸膜侵犯及肿瘤细胞气道内播散等危险因素。肺内多灶发生的腺癌也适用于 MIA 的诊断，前提是除外肺内播散的可能。MIA 如果完整切除，总体 5 年生存率为100%。

④浸润性腺癌：腺癌可单发、多发或表现为弥漫性。浸润性腺癌的形态主要包括附壁型、腺泡型、乳头型、微乳头型和实体型。其中，微乳头型和实体型属于低分化亚型，应标注含量百分比。

问题 2：肺腺癌的影像学表现有哪些？

肺腺癌的多形性与其多起源性及肺内的转移播散有关。肿瘤性病变由肿瘤细胞堆积构成，与正常组织之间缺少过渡区或移行带，在 CT 图像上通常边界清楚，随着肿瘤生长，其边界会趋于毛糙，浸润前病变形态以类圆形居多，反映了肿瘤的膨胀性生长方式。肿瘤细胞浸润性生长引起胸膜牵拉、血管聚集移位，在 CT 上表现为胸膜凹陷征、血管集束征。胸膜凹陷征和血管集束征形成的关键病理基础是病变的纤维组织形成。深分叶征、毛刺征、胸膜凹陷征、血管集束征等是诊断周围型肺癌的重要征象，但非肺癌独有。低分化腺癌多分为深分叶、细长而硬的毛刺征，恶性程度高，而中高分化的腺癌以浅分叶和无分叶、短毛刺较多，低分化腺癌胸膜凹陷征的发生率明显高于中高分化腺癌胸膜凹陷征的发生率。胸膜凹陷征在一定程度上可提示肿瘤的恶性程度。

问题 3：什么是分叶征？

分叶征是由肿瘤向各个方向生长的速度不均或受肺支架（肺血管、支气管分支等间质）限制所致（在肺癌的大体标本切面上，常可见到小叶间隔的纤维增生，对肿瘤组织生长有限制作用），轮廓可呈多个弧形凸起，弧形相间则凹入而形成分叶形。

问题 4：什么是胸膜凹陷征？

胸膜凹陷征是指肿瘤与胸膜之间的线性和木状阴影，也可为星状阴影，是肿瘤体内瘢痕组织牵拉邻近的脏层胸膜导致的。肿瘤牵拉的动力来自腺癌组织内部炭末沉积和胶原纤维增生引起的瘢痕收缩，通过肺的纤维支架结构传导到游离有脏胸膜而引起的凹陷。胸膜凹陷征在肺腺癌和细支气管肺泡癌中较为多见。

参考文献

［1］Travis WD，Brambilla E，Burke AP，et al. WHO Classification of Tumours of the Lung，Pleura，Thymus and Heart［M］. 4th ed. Lyon：IARC Press，2015：153-181.

［2］Travis WD，Brambilla E，Muller-Hermelink HK，et al. World Health Organization classification of Tumours Pathology and Gengtics：Tumours of the Lung，Pleura，Thymus and Heart［M］. Lyon：IARC Press，2004：125-144.

病例 10

（本病例由新余市人民医院付小刚提供）

黎某，男，79 岁，因"胸闷气促伴声音嘶哑 1 周余"入院。

查体：浅表淋巴结未触及明显肿大。双肺呼吸音清，未闻及明显干、湿啰音，无胸膜摩擦音。心律齐，未闻及病理性杂音。

辅助检查：检查结果如下。

肿瘤标志物：癌胚抗原 11.3ng/mL，细胞角蛋白 19 片段抗原 21-1 19.30ng/mL，鳞状细胞癌抗原 12.83ng/mL。

肺部 CT：考虑左肺上叶舌段 MT 伴左肺门及纵隔多发淋巴结转移，较 2019 年 3 月 22 日片明显增大、进展，右肺中叶内侧段小结节，建议随访除外转移；左肺尖 mGGN 病灶，MT 不排外，建议密切随访；两肺慢性支气管炎、肺气肿，两肺尖纤维灶伴邻近胸膜增厚、钙化；主动脉及冠状动脉多发钙化；左侧多发前肋骨折伴骨痂（图 2-10）。

经皮左肺肿块穿刺活检术病理：符合鳞状细胞癌。

诊断：左肺上叶恶性肿瘤（鳞癌，$T_2N_3M_1$，ⅢB 期）

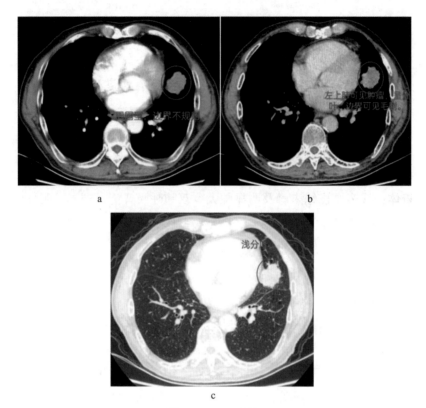

图 2-10　CT 图像

注：图 a 圆圈处所示为周围型肺癌，边界不规则；图 b 圆圈处所示为左上肺可见肿瘤，分叶，边界可见毛刺；图 c 圆圈处所示为浅分叶。

问题 1：本病的诊断依据是什么？

患者为老年男性，因"胸闷气促伴声音嘶哑 1 周余"入院。肺部 CT：考虑左肺上叶舌段 MT 伴左肺门及纵隔多发淋巴结转移，较 2019 年 3 月 22 日片明显增大、进展。右肺中叶内侧段小结节，建议随访排外转移。左肺尖 mGGN 病灶，MT 不排外，建议密切随访。两肺慢支、肺气肿，两肺尖纤维灶伴邻近胸膜增厚、钙化。主动脉及冠状动脉多发钙化。左侧多发前肋骨折伴骨痂。经皮肺穿刺病理：符合鳞状细胞癌。

问题 2：肺鳞癌的影像学特点有哪些？

肺鳞癌可分为中央型和周围型，本例属于周围型。近年来，周围型鳞癌发病率不断上升，约占肺鳞癌总数的50%。周围型肺鳞癌瘤体体积较大，以肿块为主要表现，瘤体边界大多清晰，边缘易出现分叶，瘤体内多有坏死及空洞，可能与肿瘤细胞生长迅速有关，增强后可出现不均匀或周边增强。本病例中边界可见毛刺，边界凹凸不平及不规则。坏死空洞常为偏心性，壁厚薄不均匀，内壁凹凸不平或呈结节状，外壁呈分叶状改变。

问题3：周围型鳞癌的转移？

周围型鳞癌常见血管、胸膜侵犯，可直接透过胸膜侵犯胸壁及横膈。分化差的鳞癌可在病变早期转移至脑、肝、肾上腺、下消化道和淋巴结。

问题4：肺部CT诊断肺鳞癌的特点？

CT具有采集时间短、分辨率高、对肺癌整体观察优于其他检查等特点，可清晰显示癌灶形态学、密度差异，以及癌灶与血管、支气管等组织关系。同时，增强CT还可进一步反映癌灶血供情况，以帮助临床根据病灶血供等判断良恶性病变。

参考文献

[1] 张嵩.肺部疾病临床与影像解析［M］.北京：科学出版社，2018：29-31.

[2] 殷际平，赵耀德，祁红琳，等.不典型周围型肺癌CT表现及穿刺活检［J］.中国中西医结合影像学杂志，2008，6（6）：445-447.

[3] 高璐.双层探测器能谱CT定量参数在肺癌淋巴结转移评估中的应用价值［D］.沈阳：中国医科大学，2019.

病例 11

（本病例由新余市人民医院付小刚提供）

周某，男，75 岁，因"体检发现肺占位 4 天"入院。

查体： 全身浅表淋巴结未触及。双肺呼吸音清，未闻及干、湿啰音。心律齐，未闻及病理性杂音。

辅助检查： 检查结果如下。

肿瘤标志物：糖类抗原 CA125 8.3U/mL，细胞角蛋白 19 片段抗原 21-1 4.04ng/mL，铁蛋白 1244.0ng/mL，神经元特异性烯醇化酶 28.17ng/mL，鳞状细胞癌抗原 0.80ng/mL。

肺部 + 上腹部 CT：左肺下叶后基底段 MT，左肺下叶外基底段结节，考虑转移；胸骨、肋骨、胸腰椎，以及附件、双侧肱骨、锁骨多发骨转移；纵隔及右肺门多发小淋巴结；肝内多发结节，考虑转移，肝多发小囊肿；双肾小囊肿（图 2-11）。

经皮左肺肿块穿刺活检术病理：低分化鳞状细胞癌。免疫组化示肿瘤细胞 TTF-1（-）、P40（+）、CK5/6（+），Syn（-）、Napsin A（-）、Ki-67（40%+）。

诊断： 左肺下叶恶性肿瘤（鳞癌，$cT_1N_1M_1$，Ⅳ期）

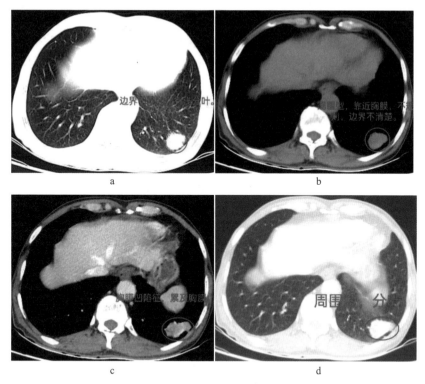

图 2-11 CT 图像

注：图 a 圆圈处所示为边界不清晰，有浅分叶；图 b 圆圈处所示为周围型肺癌，靠近胸膜，不规则，边界不清楚；图 c 圆圈处所示为胸膜凹陷征，累及胸膜；图 d 圆圈处所示为周围型肺癌，分叶征。

问题 1：周围型肺癌的 CT 影像学特征有哪些？

周围型肺癌的 CT 影像学特征包括分叶征、细短毛刺征、支气管狭窄、血管集束征、胸膜凹陷征、支气管充气征及肺癌性淋巴管炎，本病例属于周围型肺鳞癌。

问题 2：周围型肺癌的胸部 CT 表现分析？

通常将肺内直径 ≤ 1cm 的局限病变称为小结节，1cm < 直径 ≤ 3cm 的局限病变称为结节，而直径 > 3cm 者称为肿物。分析影像学表现时，结节或肿物的大小、形态、密度、内部结构、瘤-肺界面及体积倍增时间是重要的诊断指征。观察结节或肿物的特征时，应常规应用薄层 CT（层厚 1~1.25mm），多平面重建（MPR），以便从各个方向观察结节的形态，有助于定性诊断。

对于实性结节，鉴别诊断时可以根据情况选择增强扫描、双期增强扫描或动态增强扫描。对于肺内亚实性结节，特别是纯磨玻璃结节，建议只做薄层平扫。

问题 3：肺鳞癌的类型有哪些？

肺鳞癌中 2/3 为中央型，1/3 为周围型，可伴空洞形成，位于中心时可呈息肉状突向支气管腔。此种类型的癌一般被认为起源于吸烟刺激后的支气管上皮鳞状化生，根据癌巢角化细胞的分化程度，可将其分为高、中、低分化肺鳞癌。鳞癌多见淋巴转移和血行转移，也可直接侵犯纵隔淋巴结及支气管旁和纵隔软组织。术后局部复发比其他类型的肺癌常见。吸烟者和肺癌患者的支气管和肺呼吸性上皮中存在广泛、多灶性分子病理异常，区域致癌效应可造成由于吸烟导致的肺内多中心肿瘤。

参考文献

［1］Hata A，Katakami N，Yoshioka H，et al. How sensitive are epidermal growth factor receptor-tyrosine kinase inhibitors for squamous cell carcinoma of the lung harboring EGFR gene-sensitive mutations？［J］. J Thorac Oncol，2013，8（1）：89-95.

［2］Kim Y，Hammerman PS，Kim J，et al. Intergrative and comparative genomic analysis of lung squamous cell carcinomas in East Asian patients ［J］. J Clin Oncol，2014，32（2）：121-128.

［3］Pan Y，Wang R，Ye T，et al. Comprehensive analysis of oncogenic mutations in lung squamous cell carcinoma with minor glandular component ［J］. Chset，2014，145（3）：473-479.

病例 12

（本病例由新余市人民医院付小刚提供）

邱某，女，74岁，因"咳嗽、咳痰伴胸痛1月余"入院。患者咳嗽，以干咳为主，咳少量白色黏痰，伴左侧胸痛，无咯血，活动后感胸闷、气促，无发热。

查体：浅表淋巴结未触及明显肿大。双肺呼吸音稍粗，可闻及少许湿啰音，无胸膜摩擦音。心律齐，未闻及病理性杂音。双下肢无水肿。

辅助检查：检查结果如下。

肿瘤标志物：癌胚抗原 348.2ng/mL，细胞角蛋白19片段抗原21-13.99ng/mL，神经元特异性烯醇化酶 53.74ng/mL。

肺部CT：左肺上叶前段MT并左上肺门、纵隔内多发淋巴结转移，建议增强扫描；左肺上叶多发片状影，考虑炎性可能性大，建议随访；右肺下叶外基底段实性结节，右肺下叶、左肺下叶实性小结节，右肺中叶内段纯磨玻璃小结节，建议随访复查；心包稍增厚；左侧少量胸腔积液（图2-12）。

经皮肺肿块穿刺活检术病理：小细胞癌。免疫组化示肿瘤细胞 Syn（＋），CgA（＋），P40（－），TTF-1（＋），Ki-67（＋80%）。

诊断：左肺上叶恶性肿瘤（小细胞肺癌局限期）。

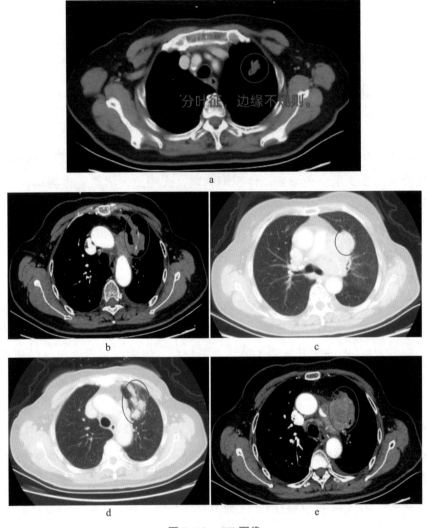

图 2-12　CT 图像

注：图 a 至图 e 圆圈处所示为分叶征，边缘不规则。

问题 1：周围型小细胞肺癌的影像学特点有哪些？

周围型小细胞肺癌（SCLC）因离大气管相对较远，所以即使肿块大也没有明显的临床症状，相当一部分患者是在体检时发现的。周围型 SCLC 在 CT 上常表现为肺外周圆形或椭圆形单发结节影，病灶小，边界清楚，病灶外围的炎症浸润及渗出性改变少见，多为浅分叶，深分叶、短毛刺、血管截断、血管集束征、胸膜凹陷征和空泡征等病变少见，这一点与其他周围型肺癌明显不同。

问题 2：中央型小细胞肺癌的影像学特点有哪些？

中央型 SCLC 肿瘤细胞向管腔外沿黏膜下浸润生长，较少向管腔内突破，形成与支气管长轴一致的茄形或纺锤形肿块。中央型 SCLC 患者在就诊时 80% 以上会出现肺门淋巴结和纵隔淋巴结肿大，且大部分融合成团，占据纵隔大部分脂肪间隙，包绕血管，使纵隔固定，呈冰冻状，形成所谓的"冰冻纵隔"，并有原发灶小、纵隔转移灶大的特点。另一个特点就是中央型 SCLC 的阻塞症状相对较轻，因而缺少非小细胞肺癌，尤其是鳞癌的息肉状或菜花状管内新生物等表现，不易造成阻塞性改变。

问题 3：$T_1 \sim_2 N_0$ 局限期小细胞肺癌的治疗方案？

系统分期检查后提示无纵隔淋巴结转移的 $T_1 \sim_2 N_0$ 局限期 SCLC 推荐手术＋辅助化疗〔EP 方案（依托泊苷＋顺铂）或 EC 方案（依托泊苷＋卡铂），4~6 个周期〕。如系统分期检查仍无法明确是否有纵隔淋巴结转移，可通过纵隔镜、超声内镜或病理检查手段排除潜在的纵隔淋巴结转移，术后 N_1 和 N_2 的患者推荐辅助放疗。术后推荐行预防性脑照射。

参考文献

[1] Fairclough DL. Design and analysis of quality of life studies in clincial trials [M]. New york：Chapman & Hall/CRC press，2012.

[2] Higashiguchi M，Suzuki H，Hirashima T，et al. Long-term amrubicin chemotherapy for small-cell lung cancer [J]. Anticancer Res，2012，32（4）：1423-1427.

[3] Rossi A，Di Maio M，Chiodini P，et al. Carboplatin-or cisplatin-based chemotherapy in first-line treatment of small-cell lung cancer：the COCIS meta-analysis of individual patient data[J]. J Clin Oncol，2012，30(14)：1692-1698.

病例13

（本病例由赣州市第五人民医院赖海斌提供）

陈某，男，43岁，因"咳嗽、咳痰、胸闷促10年，加重伴痰中带血2个月"入院。10年前患者无明显诱因出现咳嗽，咳白色黏痰，胸闷气喘，活动后加重，遂至当地县级医院就诊，行胸部CT检查后考虑结核，给予HRZE（异烟肼、利福平、吡嗪酰胺、乙胺丁醇）诊断性抗结核治疗。2个月前咳嗽、咳痰、胸闷不适加重，再次于当地县级医院就诊，完善痰找抗酸杆菌检查提示阳性，继续予以HRZE抗结核治疗。因咳嗽、咳痰、胸闷症状加重，活动后明显，伴痰中带鲜血丝，患者自行停用抗结核药，为求进一步治疗，来我院门诊就诊，门诊以"非结核分枝杆菌肺病"收入院。

查体：双肺呼吸音清，双肺可闻及少许湿啰音，无胸膜摩擦音。心前区无隆起，心尖搏动位于左侧第5肋间锁骨中线内0.5cm处，触诊无震颤，无心包摩擦感，心浊音界未扩大，心率84次/分。

辅助检查：血常规、肝肾功能、血气分析、降钙素原等未见明显异常。

胸部CT：双肺弥漫性病变，考虑尘肺可能，双肺斑片状、条索状影，考虑继发性肺结核并双肺上、下叶多发空洞形成（图2-13）。

支气管肺泡灌洗液检查：支气管镜下结核分枝杆菌及利福平耐药基因检测（X-Pert）、结核分支杆菌复合群DNA阴性；痰及灌洗液非结核分枝杆菌复合群DNA阳性；芯片筛查菌群鉴定结果为鸟-胞内分枝杆菌。

诊断：非结核分枝杆菌肺病-鸟分枝杆菌感染。

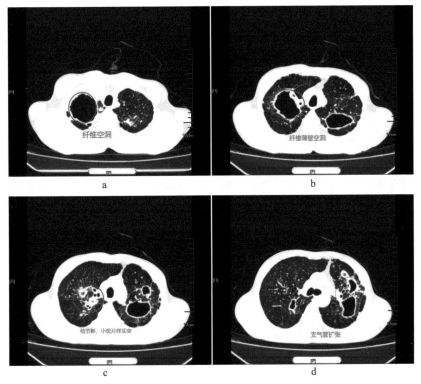

图 2-13　CT 图像

注：图 a 圆圈处所示为纤维空洞；图 b 圆圈处所示为纤维薄壁空洞；图 c 圆圈处所示为结节影，小斑片样实变；图 d 圆圈处所示为支气管扩张。

问题 1：非结核分枝杆菌的特点有哪些？

①非结核分枝杆菌（NTM）指除结核分枝杆菌复合群（包括结核、牛、非洲、田鼠、山羊、海豹、狐獴和条纹猫鼬由分枝杆菌）和麻风分枝杆菌外的一大类分枝杆菌的总称。

②NTM 病是指人体感染了 NTM，并引起相关组织、脏器的病变。

③根据 NTM 的生长速度，伯杰氏系统细菌学手册（*Bergey's Manual of Systematic Bacteriology*）将其分为快速生长型和缓慢生长型两大类。NTM 广泛存在于水、土壤、灰尘等自然环境中，人和某些动物均可感染。

问题 2：非结核分枝杆菌肺病的临床特点有哪些？

①NTM 肺病的临床表现差异较大，有些患者是由体检发现的，可以长

期无明显症状，或有咳嗽、咳痰、咯血、胸痛、胸闷、气喘、盗汗、低热、乏力、消瘦及萎靡不振等症状。

②胸部影像学检查可提示病灶长期无变化或时好时坏，若病灶短期进展、播散，并形成空洞，则临床状况较为严重。

问题3：非结核分枝杆菌肺病的影像学表现特点有哪些？

①NTM肺病的影像学表现多种多样，且缺乏特异性。根据影像学表现主要可分为2种类型，即纤维空洞型和结节性支气管扩张型，但两者的临床表现可有重叠。

②NTM肺病的CT多可见结节影、斑片及小斑片样实变影、空洞影、支气管扩张影、树芽征、磨玻璃影、线状及纤维条索影、肺气肿、肺体积缩小等。

③以多发、薄壁空洞为多见，多见于肺上叶。

④支气管扩张可呈柱状及囊状，呈多发性、多灶性，多见于右肺中叶、左肺舌叶。

参考文献

[1] 中华医学会结核病学分会. 非结核分枝杆菌病诊断与治疗指南（2020年版）[J]. 中华结核和呼吸杂志，2020，43（11）：918-946.

（本病例由赣州市第五人民医院赖海斌提供）

陈某，女，17岁，因"咳嗽、咳痰1月余"入院。患者1月余前无明显诱因出现咳嗽，以干咳为主，咳少量痰，就诊于当地卫生院，行胸部X线检查后考虑右肺上叶结核。患者为求进一步治疗，就诊本院门诊，门诊行胸部CT检查后考虑结核可能，以"肺结核？"收入院。

查体： 双肺呼吸音清，未闻及明显干、湿啰音，无胸膜摩擦音。心前区无隆起，心尖搏动位于左侧第5肋间锁骨中线内0.5cm处，触诊无震颤，无心包摩擦感，心浊音界未扩大，心率74次/分。

辅助检查： 血常规、肝肾功能、血气分析、降钙素原等未见明显异常。

胸部CT： 考虑继发性肺结核（右上）伴牵拉性支气管扩张，建议结合临床，治疗后复查；右侧胸膜局部增厚、粘连（图2-14）。

支气管肺泡灌洗液检查： 抗酸杆菌涂片阳性；X-Pert、结核分枝杆菌复合群DNA阳性。

诊断： 继发性肺结核（初治，药物敏感），涂阳培阳[①]。

---

① 涂阳培阳，即涂阳肺结核、培阳肺结核。下同。

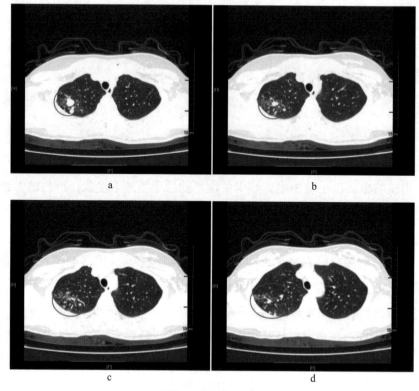

图 2-14　CT 图像

注：图 a、图 b 圆圈处所示为斑片、结节及索条影；图 c、图 d 圆圈处所示为同时呈现渗出、增殖、纤维和干酪性病变。

问题 1：肺结核的临床特点有哪些?

①肺结核是发生在肺组织、气管、支气管和胸膜的结核病变。

②肺结核的可疑症状是咳嗽、咳痰时间 ≥ 2 周，或痰中带血，或咯血。

③肺结核多数起病缓慢，部分患者可无明显症状，仅在进行胸部影像学检查时发现异常。随着病情进展，可出现咳嗽、咳痰、痰中带血或咯血等，部分患者可有反复发作的上呼吸道感染症状。

④肺结核还可出现全身症状，如盗汗、疲乏、间断或持续午后低热、食欲减退、体重减轻等，女性患者可伴有月经失调或闭经。

⑤病变发生在胸膜者可有刺激性咳嗽、胸痛和呼吸困难等症状。

⑥病变发生在气管、支气管者多有刺激性咳嗽，持续时间较长，支气管

淋巴瘘形成并破入支气管内或支气管狭窄者，可出现喘鸣或呼吸困难。

问题 2：肺结核的影像学表现特点有哪些？

①原发性肺结核主要表现为肺内原发病灶及胸内淋巴结肿大，或单纯胸内淋巴结肿大。儿童原发性肺结核也可表现为空洞、干酪性肺炎，以及由支气管淋巴瘘导致的支气管结核。

②继发性肺结核胸部影像学表现多样，轻者主要表现为斑片、结节及索条影，或结核瘤，或孤立空洞形成，重者可表现为大叶性浸润、干酪性肺炎、多发空洞形成和支气管播散等。

③可出现肺损毁，损毁的肺组织体积缩小。

④气管及支气管结核主要表现为气管或支气管壁不规则增厚，管腔狭窄或阻塞，狭窄支气管远端肺组织可出现继发性不张或实变、支气管扩张、其他部位支气管播散病灶等。

⑤多发生在肺上叶尖后段、肺下叶背段、后基底段，病变可局限，也可多肺段侵犯，X 线影像可有多形态表现（即同时存在渗出、增殖、纤维化和干酪性病变），也可伴有钙化。

参考文献

［1］肺结核诊断标准（WS 288—2017）［J］．新发传染病电子杂志，2018，3（1）：59-61．

［2］中华医学会，中华医学会杂志社，中华医学会全科医学分会，等．肺结核基层诊疗指南（2018 年）［J］．中华全科医师杂志，2019，18（8）：709-717．

病例 15

（本病例由赣州市第五人民医院赖海斌提供）

邹某，男，8岁，因"反复发热、咳嗽咳痰3月余，意识不清1天"入院。患儿家属诉患儿于3月余前无明显诱因出现发热，夜间明显，体温最高达39.5℃，稍有咳嗽咳痰，痰不易咳出，偶有脐周腹痛，无胸闷气促，无呕吐，遂至当地医院住院，诊断为"社区获得性肺炎""急性胃肠炎"，予以抗感染等治疗后症状无明显缓解，患儿仍反复发热，咳嗽咳痰，偶腹痛。1天前患儿出现意识不清，不能辨认母亲，嗜睡，逐至某市级医院就诊，考虑结核可能大，建议转至我院进一步诊治，遂来我院就诊，门诊以"血行播散型肺结核？"收入院。发病以来患儿精神偏差，纳差，睡眠欠佳，解稀便，小便正常。

查体： 双肺叩诊清音，双肺呼吸音粗，可闻及少许干、湿啰音，未闻及胸膜摩擦音，语音传导无异常。心前区无隆起，心尖搏动位于左侧第5肋间锁骨中线内0.5cm处，触诊无震颤，无心包摩擦感，心浊音界未扩大，心率98次/分。

辅助检查： 血常规、肝肾功能、降钙素原等未见明显异常。

胸部+全腹部CT：两肺病灶考虑亚急性血行播散型肺结核，建议结合实验室检查诊断（图2-15）；右侧胸膜局部增厚；腹膜后少许小淋巴结显示。

头颅磁共振平扫+增强：双侧脑室系统扩张改变；双侧脑室旁异常信号，考虑间质性脑水肿可能。

腰椎穿刺，脑脊液生化检查：葡萄糖0.38mmol/L，氯91.70mmol/L。

结核感染T细胞斑点试验（T-SPOT.TB）：阳性。

诊断： 亚急性血行播散型肺结核；结核性脑膜炎。

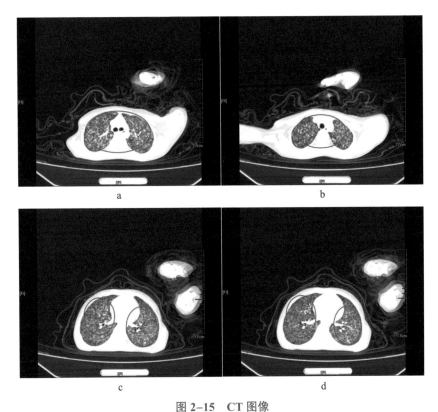

图 2-15　CT 图像

注：图 a 至图 d 所示为大小、分布、密度均匀的粟粒样阴影。

问题 1：血行播散型肺结核的临床特点有哪些？

①血型播散型肺结核为急重症结核病之一，常见于儿童或青少年。

②发热，体温可达 39℃，热型包括稽留热或弛张热型，有的呈不规则低热，下午较多见，咳嗽、胸闷、气促、乏力、盗汗、头痛、恶心、腰痛等。

③对于伴有头痛或脑膜刺激征阳性者，应及时进行腰椎穿刺。

问题 2：血行播散型肺结核的影像学特点有哪些？

①胸部 CT 表现为全肺野均可见大小、密度和分布均匀（即"三均匀"）的粟粒样阴影，有的还可见散在、密度不均的斑片影及结节影，或散在、大小不等、密度不均的斑片影及结节影（多分布于双肺上、中肺野）。

②急性血行播散型肺结核表现为沿上、中、下叶细支气管走行分布的细

沙砾样影、小叶间隔增厚及磨玻璃样改变。

③亚急性、慢性血行播散型肺结核表现为"三均匀"，且肺外带近胸膜处可见树芽征。

参考文献

［1］肺结核诊断标准（WS 288—2017）［J］. 新发传染病电子杂志，2018，3（1）：59-61.

［2］中华医学会，中华医学会杂志社，中华医学会全科医学分会，等. 肺结核基层诊疗指南（2018年）［J］. 中华全科医师杂志，2019，18（8）：709-717.

病例 16

（本病例由赣州市第五人民医院赖海斌提供）

肖某，男，26 岁，因"咳嗽、咳痰、胸闷 20 余天，加重伴发热 10 天"入院。患者于 20 余天前无明显诱因出现间断咳嗽、咳痰，胸闷不适，活动后加重，考虑为感冒，故未在意，自行口服感冒药（具体不详），症状未见改善。10 天前症状加重，发热，夜间盗汗明显，为求进一步治疗，遂至某市级医院住院治疗，入院后完善各项检查，考虑肺部感染，给予抗感染治疗，症状未见改善，复查胸部 CT 示病灶未见明显吸收，进一步完善结核相关检查，考虑结核可能，建议转至我院治疗。患者为求进一步治疗来我院就诊，门诊以"继发性肺结核？"收入院。自发病以来，患者神志清，精神、饮食、睡眠可，大小便正常，体重无明显改变。

查体：双肺叩诊清音，双肺呼吸音清，左肺下叶可闻及少许湿啰音，无胸膜摩擦音。心前区无隆起，心尖搏动位于左侧第 5 肋间锁骨中线内 0.5cm 处，触诊无震颤，无心包摩擦感，心浊音界未扩大，心率 102 次 / 分。

辅助检查：血常规、肝肾功能、降钙素原等未见明显异常。

痰镜检：阳性。

胸部 CT：左肺下叶病变，考虑感染性病变，考虑浸润型肺结核可能，建议进行结核相关检查（图 2-16）。

支气管肺泡灌洗液检查：结核分枝杆菌复合群、X-pert 阳性。

诊断：干酪性肺结核，痰镜检（＋）。

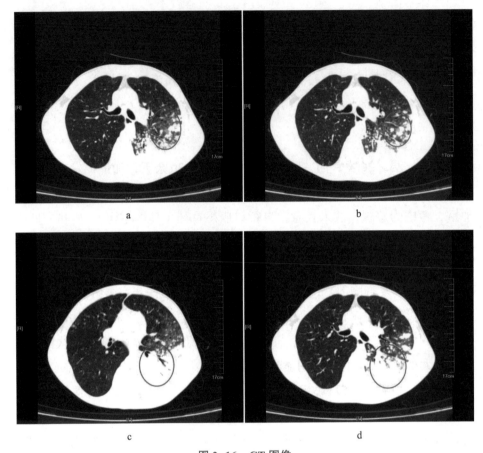

图 2-16　CT 图像

注：图 a、图 b 标记处所示为肺内结节；图 c、图 d 标记处所示为不规则实变、支气管黏液栓。

问题 1：干酪性肺结核的临床特点有哪些？

①临床症状重，病情进展迅速，长期高热不退，消耗性症状严重。

②易出现多浆膜腔积液等并发症，受累肺叶数量多，以干酪性病变为主。

问题 2：干酪性肺结核的影像学表现特点有哪些？

①干酪性肺结核的影像学表现多样，以不规则实变、支气管黏液栓及肺内结节为主要表现形式。

②结核球在病理上是有纤维包裹、孤立、边界分明的干酪样坏死灶，多

为单个，也可有多个，常位于肺上叶尖后段，大部分结核球内可见钙化及溶解空洞。

参考文献

［1］肺结核诊断标准（WS 288—2017）［J］. 新发传染病电子杂志，2018，3（1）：59–61.

病例 17

（本病例由赣州市第五人民医院赖海斌提供）

李某，男，29 岁，因"咳嗽、咳痰 1 个月"入院。患者于 1 个月前出现间断咳嗽，咳痰，以白色黏痰为主，偶有黄脓痰，遂至当地县级医院住院，入院后完善检查，胸部 X 线检查考虑结核可能，建议转至当地县结核病防治所治疗，后完善痰找 X-pert 检查，提示利福平耐药，建议转至我院治疗，患者为求进一步治疗来我院就诊，门诊以"继发性肺结核耐药？"收入院。自发病以来，患者神志清，饮食、睡眠可，大小便正常，体重无明显改变。既往 1 型糖尿病病史 10 年，现降糖方案为门冬胰岛素注射液早 16U、中 19U，甘精胰岛素注射液晚 18U，皮下注射。

查体：胸廓外形对称，无畸形，胸壁无压痛，胸骨无压痛，无"三凹征"，肋间隙无增宽，呼吸 20 次 / 分，双肺呼吸运动对称，节律正常，触觉语颤正常，无胸膜摩擦感，双肺叩诊清音，双肺呼吸音清，未闻及干、湿啰音。心前区无隆起，心尖搏动位于左侧第 5 肋间锁骨中线内 0.5cm 处，触诊无震颤，无心包摩擦感，心浊音界未扩大，心率 68 次 / 分。

辅助检查：血常规、肝肾功能、降钙素原等未见明显异常。

胸部 CT：考虑继发性肺结核（右上、中下、左上，其中右上肺多发空洞），建议结合实验室检查诊断，治疗后复查（图 2-17）；右肺上叶尖段支气管狭窄，建议进行支气管镜检查；右侧胸膜局部增厚；右肾囊性病变。

支气管肺泡灌洗液检查：结核分枝杆菌复合群、X-Pert 阳性，利福平耐药。

诊断：（传）继发性肺结核（初治，利福平耐药），涂阳培阳；1 型糖尿病。

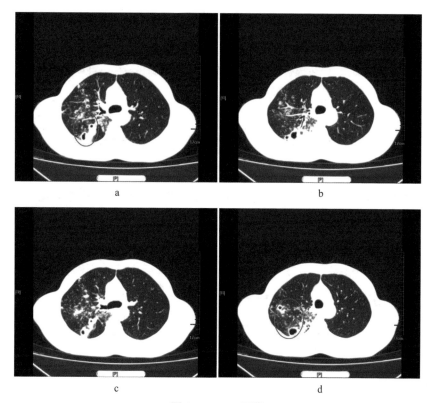

图 2-17　CT 图像

注：图 a 至图 d 标记处所示为右上肺多发空洞。

问题：耐药结核病的临床类型有哪些?

①单耐药结核病（MR-TB）：结核病患者感染的结核分枝杆菌（MTB）经体外药物敏感性试验（DST）证实仅对 1 种一线抗结核药物耐药。

②利福平耐药结核病（RR-TB）：结核病患者感染的 MTB 经体外 DST 证实对利福平耐药。

③多耐药结核病（PDR-TB）：结核病患者感染的 MTB 经体外 DST 证实对 1 种以上一线抗结核药物耐药（但不包括同时对异烟肼和利福平耐药的情况）。

④耐多药结核病（MDR-TB）：结核病患者感染的 MTB 经体外 DST 证实至少同时对异烟肼和利福平耐药。

⑤准广泛耐药结核病（Pre-XDR-TB）：符合 MDR/RR-TB 定义，同时

对任意氟喹诺酮类药物耐药的由感染 MTB 菌株引起的结核病。

⑥广泛耐药结核病（XDR-TB）：符合 MDR/RR-TB 定义，同时对任意氟喹诺酮类药物及至少一种其他 A 组药物耐药的由感染 MTB 菌株引起的结核病。

参考文献

［1］付亮，任坦坦，张培泽，等.世界卫生组织《结核病整合指南模块 4：耐药结核病治疗 2022 年更新版》解读［J］.中国防痨杂志，2023，45（4）：336-348.

［2］中华医学会结核病学分会.中国耐多药和利福平耐药结核病治疗专家共识（2019 年版）［J］.中华结核和呼吸杂志，2019，42（10）：733-749.

［3］中国防痨协会.耐药结核病化学治疗指南（2019 年简版）［J］.中国防痨杂志，2019，41（10）：1025-1073.

病例 18

（本病例由桂林市人民医院黄汉灿提供）

黄某，男，57岁，因"间断咳嗽、咳痰、发热20余天"入院。患者阵发性咳嗽，咳白色黏痰，偶有痰中带血，发热多在下午及夜间出现，体温最高38.8℃。

查体： 口唇无发绀，咽部无充血。双侧胸廓对称，无畸形，呼吸运动自如，语颤正常，双肺叩诊清音，呼吸音粗，双肺未闻及明显干、湿啰音。心率88次/分，心律齐，未闻及心脏杂音。

辅助检查： 检查结果如下。

血常规：红细胞 2.94×10^{12}/L，血红蛋白90g/L。

超敏C反应蛋白：141.91mg/L。

降钙素原（PCT）：0.069ng/mL。

真菌（1, 3）-β-D葡聚糖〔Fungus（1, 3）-β-DGlucan〕测定：12.3pg/mL。

肺部CT：双肺多发病灶、右肺上叶厚壁空洞形成（图2-18），结核？真菌感染？

肺泡灌洗液涂片染色找细菌、真菌、抗酸杆菌：抗酸杆菌（++）。

肺泡灌洗液结核分枝杆菌核酸检测：阳性。

诊断： 继发性肺结核。

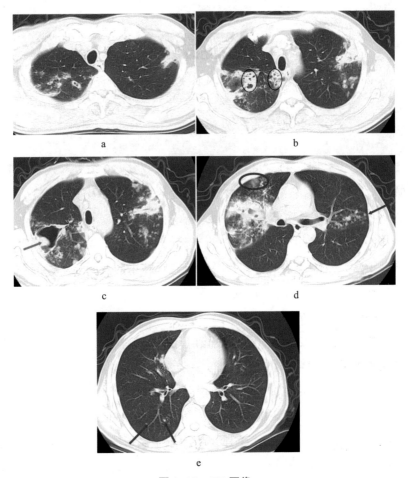

图 2-18　CT 图像

注：图 a、图 b 所示为双上肺尖后段斑片影，病灶内可见小空洞；图 c 标记处所示为右上肺后段薄壁空洞，空洞内可见结节；图 d 可见小叶性肺实变，圆圈处为云絮状磨玻璃影，箭头所示为树芽征；图 e 可见中叶及下叶基底支病变，箭头所示为小结节。

问题 1：继发性肺结核的临床特点有哪些？

①继发性肺结核是成人肺结核中最常见的类型。

②临床多表现为咳嗽、咳痰、午后低热，亦可表现为中高热，可伴有痰中带血，常有纳差、乏力、夜间盗汗、消瘦等全身症状，育龄期妇女可有月经不调。

③实验室检查可见红细胞沉降率增快、C 反应蛋白升高、血红蛋白降低，结核菌素（PPD）试验、结核 γ 干扰素释放试验阳性。

④肺结核诊断依据如下。

痰涂片阳性：2 份痰涂片阳性，或 1 份痰涂片阳性 +1 份痰分枝杆菌培养阳性，或 1 份痰涂片阳性 + 符合活动性肺结核的胸部影像学表现。

分枝杆菌分离培养阳性：符合活动性肺结核的胸部影像学表现 + 至少 2 份痰涂片阴性 + 痰分枝杆菌培养阳性。

分子生物学检查阳性：符合活动性肺结核的胸部影像学表现 + 分子生物学结果（结核分枝杆菌核酸检测阳性）。

肺组织病理学检查阳性。

问题 2：继发性肺结核的影像学特点有哪些？

①好发部位：肺上叶尖后段和下叶背段，其他肺段亦可受累。

②多态性：多发性结节状病灶，树芽征，小片状、云絮状、大叶性肺实变，团块状阴影（结核球），钙化灶，空洞，纤维条索影，牵拉性支气管扩张。

③结核球的直径多在 2.0cm 左右，可伴有钙化，周围肺野可见散在的增殖性或纤维性病灶，即卫星灶。增强 CT 可表现为薄环形强化，或不均匀强化，或无强化，其中薄环形强化的特异性程度较高。

④空洞形态可表现为厚壁或薄壁，张力性空洞或多发虫蚀样空洞，部分空洞内可见壁结节，空洞周围常有不同性质的卫星灶。

⑤可合并胸腔积液和淋巴结肿大。

问题 3：继发性肺结核为什么好发于上肺尖后段及下叶背段？

①由于重力的关系，肺叶上部血流较少，肺泡氧浓度较高，而结核分枝杆菌是需氧菌，在此处着床后易于生长。

②呼吸时，肺前下部呼吸动度较大，该处气道气流速度快，而肺中上部气流速度较慢，故结核分枝杆菌易于着床。

③肺尖部淋巴回流较慢，淋巴液中的结核分枝杆菌容易滞留。

问题 4：继发性肺结核的影像学表现为什么具有多态性？

肺结核的基本病理变化是炎性渗出、增生和干酪样坏死，结核病的病理过程特点是破坏与修复常同时进行，所以以上3种病理类型常同时存在。继发性肺结核多发生于成人，病程长，早期主要为渗出性病变，CT表现为小斑片影、树芽征、大叶性实变等，随着病情进展，病灶发生干酪样坏死、液化后形成空洞，同时又常出现病变周围纤维组织增生，使病变局限化，瘢痕、牵拉性支气管扩张形成。当患者某段时间的抵抗力强时，干酪样病变吸收，周围纤维包裹或干酪样空洞阻塞愈合形成结核球。因此，继发性肺结核的影像学表现具有多态性。

问题5：如何鉴别肺结核空洞与其他空洞？

肺结核空洞应与癌性空洞、肺囊肿和囊性支气管扩张进行鉴别。肺癌性空洞洞壁多不规则，空洞内可见结节状突起，空洞周围无卫星灶，空洞增大速度较快；肺囊肿为肺组织先天性异常，多发生在肺上野，并发感染时，空腔内可见液平，周围无卫星灶，可多年无症状，病灶多年无变化；囊性支气管扩张多发生在双肺中、下肺野，患者常有咳大量脓痰、咯血病史，薄层CT扫描或碘油支气管造影可协助诊断。

问题6：当肺结核空洞内出现结节或球形病灶时需要注意什么？

当肺结核空洞内出现结节或球形病灶时需要注意是否合并曲霉菌感染，寄生性曲霉菌球多在原有空洞病变，如肺结核空洞、支气管扩张、肺囊肿、肺癌空洞等的基础上形成，其上缘为弧形，与周围结构形成空气新月征，曲霉菌球的位置随患者体位的改变而移动，这是与结核球进行影像学鉴别的主要依据。

参考文献

［1］肺结核诊断标准（WS 288—2017）［J］.新发传染病电子杂志，2018，3（1）：59-61.

［2］何玉麟，许传军.肺结核影像诊断标准［J］.新发传染病电子杂志，2021，6（1）：1-6.

［3］陆普选.中国最新肺结核诊断标准要点解读（附视频）［J］.新发传染病

电子杂志，2018，3（1）：57-58.

［4］中华医学会，中华医学会杂志社，中华医学会全科医学分会，等.肺结核基层诊疗指南（2018年）［J］.中华全科医师杂志，2019，18（8）：709-717.

［5］王淼，赵海龙.肺结核患者合并寄生性和侵袭性肺曲霉菌感染的临床特征分析［J］.中国国境卫生检疫杂志，2021，44（4）：295-297.

［6］赵停婷，苏雪媛，李刚，等.肺曲霉菌病的胸部CT特点［J］.宁夏医学杂志，2022，44（10）：881-884.

病例 19

（本病例由桂林市人民医院黄汉灿提供）

胡某，女，56岁，教师，因"反复咳嗽、活动后气促9月余"入院。患者咳嗽，以干咳为主，无明显咳痰，快速行走、平地步行500米左右或上楼后气促，休息后可缓解，无发热、盗汗、咯血等其他不适。既往有高血压病史，现口服"硝苯地平缓释片"降压，血压控制良好。

查体：血氧饱和度（未吸氧）82%，口唇发绀，咽部无充血，双侧扁桃体无肿大。颈软，气管居中。双侧胸廓对称，无畸形，呼吸运动自如，语颤正常，双肺叩诊清音，呼吸音粗，未闻及明显干、湿啰音。心率90次/分，心律齐，未闻及心脏杂音。

辅助检查：冷凝集试验、自身免疫抗体、风湿三项、G试验、抗中性粒细胞胞质抗体（ANCA）、过敏原特异性IgE抗体检测筛查、血常规、C反应蛋白均未见明显异常。

血气分析：pH 7.43，氧分压55mmHg，二氧化碳分压36mmHg。

肺部CT：双肺弥漫性病变（图2-19），肺泡蛋白沉积征？请结合临床病史。

右下肺基底支肺活检病理：镜下见局部肺泡腔扩张，腔内充满嗜伊红细颗粒状蛋白样物质，肺泡上皮增生，间质有少量淋巴细胞浸润，结合临床考虑肺泡蛋白沉积症。免疫组化特殊染色结果为高碘酸-无色品红（＋），六胺银（－）。

诊断：肺泡蛋白沉积症。

入院后分2次进行了气管插管下大容量全肺灌洗术治疗，治疗后患者气促、咳嗽消失。

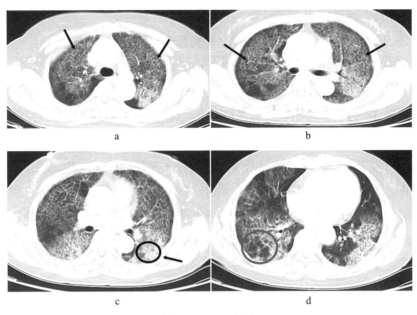

图 2-19 CT 图像

注：图 a、图 b 可见双肺广泛磨玻璃影，夹杂细网状小叶内间隔及小叶间隔增厚（箭头），呈碎石路征；图 c 亦可见铺路石征，圈圈内所示为左下肺实变，可见支气管充气征；图 d 圈圈内可见病灶与正常肺组织边界清晰，呈地图样改变。

问题 1：肺泡蛋白沉积症的临床特点有哪些？

①任何年龄均可发病，30~50 岁多发，男性较女性多见。

②起病隐匿，1/3 的患者可无症状。

③常见的症状为胸闷和呼吸困难，以及咳嗽、咳痰、乏力等症状。

④体征少，有时肺底部可闻及少许捻发音，30% 的患者可有杵状指。

⑤肺功能表现为限制性肺通气功能障碍、弥散功能下降。

⑥临床症状与胸部影像表现不平衡。

⑦明确诊断主要依赖支气管肺泡灌洗液或经支气管镜肺活检病理检查。

问题 2：肺泡蛋白沉积症的影像学特点有哪些？

①胸部 CT 示两肺弥漫性磨玻璃影，夹杂细网状小叶内间隔及小叶间隔不规则增厚，形成多交形态的"碎石征"或"铺路石征"。

②病灶边缘清晰、锐利，病灶与周围正常肺组织形成鲜明对照，形成一

种"地图样"改变。

③部分病例可见"蝶翼征"和"支气管充气征"。

④一般无纵隔及肺门淋巴结增大。

问题 3：为什么会出现碎石路征？

肺泡蛋白沉积症是一种以肺泡表面活性物质在肺泡巨噬细胞和肺泡腔内异常沉积为主要特征的疾病，当肺泡腔内被少量蛋白样物质填充时，肺泡密度增高，表现为磨玻璃影，当病变累及小叶间隔，使之因水肿或炎性浸润而增厚时，HRCT 图像上可见磨玻璃影中有多边形、不规则的网格状影，形成碎石路征，典型的肺泡蛋白沉积症影像学表现是在广泛的网格影基础上出现磨玻璃病变。

问题 4：为什么有地图样改变？

病灶与正常肺组织的界限清晰，病变内部蛋白沉积物不溶于水，增厚的小叶间隔限制其随肺泡液流动，在一定程度上限制了病变的蔓延，使病变周围肺组织相对不受侵犯，另外病变周围正常的肺泡腔内因代偿性过度充气而密度减低，与病变区的高密度影对比鲜明，随病情进展逐步形成"地图样"改变。

问题 5：为什么部分患者有支气管充气征？

在实变的肺组织区域中见到透亮的支气管影，称为支气管充气征，肺泡蛋白沉积症患者病灶内的蛋白样物质沉积较多或伴有感染时，磨玻璃影密度增高，局部肺实变，其中可见空气支气管征。

参考文献

[1] 肺泡蛋白沉积症共识专家组，中国罕见病联盟呼吸病学分会，中华医学会呼吸病学分会间质性肺疾病学组.重组人粒细胞－巨噬细胞集落刺激因子雾化吸入治疗自身免疫性肺泡蛋白沉积症的专家共识（2022 年版）[J].中华结核和呼吸杂志，2022，45（9）：865-871.

［2］易祥华，朱敏.肺泡蛋白沉积症细胞学病理诊断中国专家共识［J］.临床与实验病理学杂志，2023，39（4）：385-391.

［3］杨帆，肖正远，温晓玲.肺泡蛋白沉积症低剂量容积数据高分辨率CT影像特征分析［J］.中国全科医学，2020，23（3）：353-357.

［4］罗建光，杨东益，周顺科，等.肺泡蛋白沉积症所致铺路石征的CT表现及病理基础研究［J］.中南大学学报（医学版），2014，39（9）：924-929.

［5］刘瑛，万钰磊.肺泡蛋白沉积症影像学特征及误诊分析［J］.临床误诊误治，2022，35（1）：1-5.

［6］刘小琴，丁晶晶，赵琪，等.109例肺泡蛋白沉积症临床影像及病理特征分析［J］.临床肺科杂志，2020，25（5）：649-653.

病例 20

（本病例由桂林市人民医院黄汉灿提供）

陈某，女，34 岁，因"发热、呼吸困难 3 天"入院。患者发热，静息状态下呼吸困难，不能脱离氧气，稍咳嗽，咳白痰。曾因右下肺结节于外院行右下肺叶楔形切除术（具体不详），术后病理示（右肺下叶）高分化肺腺癌，基因检测表皮生长因子受体 19（EGFR 19）外显子缺失突变，术后 1 个月开始口服"吉非替尼"250mg 进行靶向治疗。

查体：体温 39.3℃，血氧饱和度 85%，口唇发绀，双肺呼吸音粗，可闻及少许湿啰音，心脏、腹部查体无异常。

辅助检查：自身免疫抗体组合、抗中性粒细胞胞质抗体（ANCA）、风湿三项、甲流、乙流病毒抗原快速检测未见异常。外送肺泡灌洗液宏基因二代测序（mNGS）检测未见明确致病菌。

血常规：白细胞 $5.53×10^9$/L，中性粒细胞百分比 78.40%，淋巴细胞百分比 11.90%。

超敏 C 反应蛋白：34.26mg/L。

降钙素原：0.187ng/mL。

血气分析：pH 7.48，氧分压 53mmHg，二氧化碳分压 32mmHg。

胸部 CT：右肺下叶术后改变，周围并少许感染；双肺多发弥漫性磨玻璃影，肺水肿？感染？请结合临床诊断（图 2-20）。

诊断：药物（吉非替尼）相关间质性肺炎；Ⅰ型呼吸衰竭。

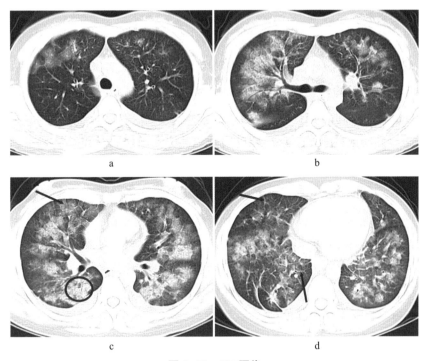

图 2-20　CT 图像

注：图 a、图 b 示双肺散在磨玻璃病变，图 b 可见右上肺后段部分伴有实变区域；图 c、图 d 均可见双肺散在较为弥漫的磨玻璃病变，图 c 圆圈内为实变区域，其内可见支气管充气征，箭头所示为小叶间隔增厚。

问题 1：肿瘤靶向治疗药物相关间质性肺炎的临床特点有哪些？

①临床表现缺乏特异性，需要与肿瘤进展、结缔组织病相关间质性肺病、感染性疾病等鉴别，因此需要完善多种检查，如自身免疫抗体检测、经支气管镜活检、肺泡灌洗液宏基因二代测序（mNGS）检测等。

②不同类型抗肿瘤药物相关间质性肺病的疾病进程差异较大，吉非替尼引起的间质性肺炎中位出现时间为 14 天左右。

③临床表现多样，轻者可无症状，严重者可出现进行性加重的呼吸困难，部分患者伴有咳嗽（以干咳为主）、发热、乏力等症状。

④缺乏特异性体征，常见的体征包括呼吸频率增快、口唇发绀等，肺部听诊通常正常，或出现湿啰音、Velcro 啰音。

⑤根据不同的病情分级，采取的治疗方式不同，但停用相关药物及合理

使用糖皮质激素是关键。

问题2：抗肿瘤药物相关间质性肺病的影像学特点有哪些？

因使用抗肿瘤药物导致的间质性肺病可有多种不同的病变类型，因此影像学特点各有不同。

①急性间质性肺炎：渗出期可出现双侧广泛磨玻璃影和气腔实变；纤维化阶段可出现牵引性支气管扩张，肺容量降低。

②普通型间质性肺炎：形成蜂窝状、牵引性支气管扩张和牵引性细支气管扩张，可同时出现毛玻璃影和细网状影。

③非特异性间质性肺炎：双肺弥漫性分布，以中下肺为主，以磨玻璃影和网格影为主，伴或不伴牵拉性支气管扩张。

④机化性肺炎样改变：支气管血管周围和（或）周围可见多灶性斑片状实变影分布，可出现"反晕征"。

⑤嗜酸性粒细胞性肺炎样改变：单侧或双侧，非节段性实变或磨玻璃影，多呈一过性改变。

⑥过敏性肺炎样改变：双肺磨玻璃影，可见边界不清楚的小叶中心结节，"马赛克征"。

问题3：吉非替尼等表皮生长因子受体酪氨酸激酶抑制剂（EGFR–TKI）药物引起的间质性肺炎的影像学特点有哪些？

与其他抗肿瘤药物一样，EGFR–TKI引起的间质性肺炎的影像学表现多样，具体以哪一种或哪几种为主，目前没有相关的研究结论，但本人经过查阅相关文献及分析本科室遇见的吉非替尼导致间质性肺炎的病例，认为还是以伴有小叶间隔增厚的散在多发磨玻璃影，部分伴有实变区域，或双肺广泛磨玻璃影为主要影像学特点。

问题4：为什么会出现磨玻璃影？

磨玻璃影是指在CT图像上，肺的密度"模糊地"增加，而病变密度不足以掩盖其中走行的血管、支气管、小叶间隔等结构的表现。吉非替尼等抗肿瘤药物可能直接损伤Ⅰ型肺泡上皮细胞、毛细血管内皮细胞或气道上皮细胞。药物可作为半抗原或模仿宿主自身抗原来激活免疫细胞，从而引起一系列免疫反应，导致肺泡壁增厚、肺泡被炎症物质等填充。这些都是可能导致磨玻璃影出现的原因。

问题 5：为什么会出现小叶间隔增厚?

肺小叶是肺部的基本结构单位，由每个细支气管连同其所属分支和终末的肺泡构成。小叶间隔是肺小叶周围完整的结缔组织，含有小叶肺静脉和淋巴管，普通人小叶间隔的厚度约为 0.1mm，正常情况下 CT 上无法显示小叶间隔。当肺泡、小叶间隔受到抗肿瘤药物的直接损伤或免疫损伤，引起小叶间隔液体成分增加、纤维组织形成或被其他炎症细胞浸润时，CT 上可显示小叶间隔增厚。

参考文献

［1］抗肿瘤药物相关间质性肺病诊治专家共识专家委员会. 抗肿瘤药物相关间质性肺病诊治专家共识［J］. 中华肿瘤杂志，2022，44（7）：693-702.

［2］程双慧，王旭，郭晔，等. 吉非替尼治疗非小细胞肺癌致间质性肺炎的研究进展［J］. 中国老年学杂志，2018，38（20）：5096-5099.

［3］叶俏. 识别药物所致间质性肺疾病［J］. 中华结核和呼吸杂志，2017，40（10）：723-725.

［4］李欣，唐小葵. 肺癌靶向治疗致自身免疫性疾病相关间质性肺疾病进展两例并文献复习［J］. 临床肺科杂志，2022，27（3）：476-479.

［5］罗长琴，王丽娜，李雨遥，等. 吉非替尼致间质性肺炎并文献回顾［J］. 现代肿瘤医学，2012，20（9）：1858-1862.

病例 21

（本病例由桂林市人民医院黄汉灿提供）

莫某，男，71岁，因"反复气促、咳嗽7个月，加重伴咯血1天"入院。患者咯血，10余次/日，咯鲜红色血，部分为痰中带血，咯血量约30mL。既往肺结核病史，于结核病医院规律抗结核治疗1年后停药。

查体：体温39.0℃，桶状胸，双肺可闻及少许干、湿啰音，心脏、腹部查体无明显异常，双下肢轻度水肿。

辅助检查：肺部肿瘤标志物未见异常。

血常规：白细胞$10.51×10^9$/L，中性粒细胞百分比86.50%。

超敏C反应蛋白：181.53mg/L。

红细胞沉降率：119mm/h。

肺功能：极重度混合性通气功能障碍。通气储备重度下降，小气道功能下降。支气管舒张试验阴性。

胸部CT：符合慢性支气管炎、肺气肿并感染，支气管扩张、肺大疱并间质纤维化形成；右肺上叶占位并空洞形成（图2-21）。

气管镜肺泡灌洗液培养：烟曲霉菌。

诊断：肺曲霉病；慢性阻塞性肺疾病。

患者因肺功能差，无法耐受外科手术，故行支气管动脉栓塞术，口服伏立康唑200mg，每天两次，进行抗真菌治疗。

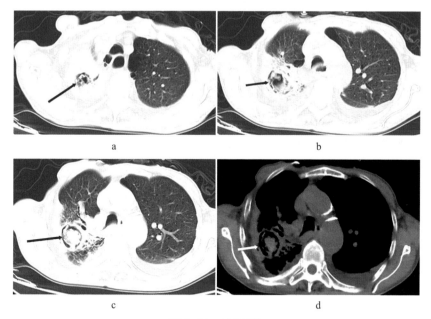

图 2-21　CT 图像

注：图 a 及图 b 箭头所指处可见右上肺空洞内不规则带有缝隙的网络；图 c 及图 d 箭头所指处可见右上肺后段空洞内曲菌球形成，与周围结构形成典型空气新月征。

问题 1：肺曲霉病有哪些类型？

曲霉菌是机会致病菌，肺曲霉病主要包括肺曲霉球、变应性支气管肺曲霉病（ABPA）、侵袭性肺曲霉病（IPA）3 种类型，不同类型的肺曲霉病可合并存在。

①肺曲霉球多发生在已经存在的肺空洞内，包括肺结核空洞、支气管扩张、恶性肿瘤空洞等，主要表现为咯血。

② ABPA 主要表现为咳嗽、咳痰、喘息，还可见低热、消瘦、乏力、胸痛等，咳棕褐色黏冻样痰栓为特征性表现。

③ IPA 多发生于糖尿病、营养不良、长期使用激素或其他免疫抑制药物、人类免疫缺陷病毒（HIV）感染、粒细胞缺乏症等人群，主要表现为发热、咳嗽、气促，少数伴有咯血。

问题 2：肺曲霉病的影像学特点有哪些？

①典型的肺曲霉球位于上叶，为实性的圆形或椭圆形腔内团块，部分围绕着新月形的空气（这种现象称为空气新月征），可随体位变换而移动，也可表现为固定、不规则的海绵样物质填充于含有空气的空洞内。从空腔内表面脱离的真菌团簇，也可形成粗糙、不规则、带有空隙的松散网络，最终形成成熟的真菌球。在真菌球内有时可见斑片状或结节状高密度影。真菌球在静脉注射造影剂后不被强化。

② ABPA 的影像学表现为一过性、反复性、游走性肺部浸润影或实变影，部位不定，可累及单侧或双侧，上、中、下肺均可，但以上肺为多见。支气管黏液嵌塞可出现"Y"形条带状阴影，病变近端有囊状圆形透光影（中央型支气管扩张）。

③ IPA 的影像学表现为单发或多发类圆形结节影、段或亚段实变、磨玻璃影、空洞形成，在早期结节或实变影周围伴有晕征，经过 10～15 天病变区可出现液化坏死，出现空气新月征。

问题 3：为什么会形成肺曲霉球、空气新月征？

曲霉菌进入肺内原有的空洞后寄生繁殖，曲霉菌菌丝在生长过程中与纤维、黏液、细胞碎片、纤维蛋白缠绕形成团块，形成肺曲霉球。肺曲霉球多呈圆形或椭圆形，可随体位改变而移动，上缘呈弧形，在重力作用下肺曲霉球多位于空洞底部，因肺曲霉球未能完全填充原有的空洞，故与洞壁之间形成新月形透亮影，这种情况即为空气新月征。

问题 4：什么是晕征？

晕征是肺曲霉病早期重要的影像特征，由肺结节周围水肿或出血导致，影像学表现为结节周围出现密度较低的环形磨玻璃影。

参考文献

［1］中华医学会呼吸病学分会哮喘学组.变应性支气管肺曲霉病诊治专家共识（2022 年修订版）［J］.中华结核和呼吸杂志，2022，45（12）：

1169–1179.

［2］郭宪立，宋宁，刘跃，等 .2015 慢性肺曲霉菌病诊断和治疗临床指南解读［J］. 临床荟萃，2016，31（3）：325–331.

［3］蔡祖龙 . 肺真菌病影像学诊断［C］. // 第五届全国呼吸系统感染新进展学术会议论文集 .2008：56–58.

［4］刘雪青，姜鲁宁 . 肺曲霉菌病 30 例临床分析［J］. 中华临床医师杂志（电子版），2014，（21）：3904–3908.

［5］潘庭全 . 探讨肺结核合并曲霉菌感染的 CT 表现［J］. 影像研究与医学应用，2019，3（17）：14–15.

病例 22

（本病例由宜春学院第一附属医院杨文兴提供）

周某，女，83 岁，因"头晕、纳差、气促 1 个月"入院。

查体：贫血貌，睑结膜苍白。双肺呼吸音粗，未闻及明显干、湿啰音，无胸膜摩擦音。心率 87 次 / 分，心律齐，无杂音。

辅助检查：检查结果如下。

血常规：血红蛋白 58g/L。

核周抗中性粒细胞胞质抗体（p-ANCA）：阳性。

胸部 CT：双下肺炎症改变，经激素冲击及环磷酰胺治疗后明显吸收（图 2-22）。

诊断：显微镜下多血管炎。

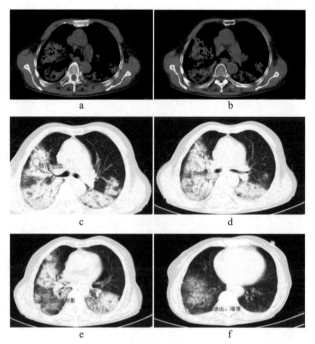

图 2-22　CT 图像

注：图 a 圆圈处所示为肺实变；图 c 圆圈处所示为肺泡出血；图 e 圆圈处所示为磨玻璃影；图 f 圆圈处所示为小叶间隔渗出、增厚。

问题 1：显微镜下多血管炎的定义、临床特点、诊断依据、治疗方法是什么？

①显微镜下多血管炎（MPA）是一种寡免疫复合物沉积的系统性、坏死性小血管炎，主要累及包括肺、肾、皮肤、神经系统、消化系统、血液系统等在内的全身多系统的小动脉、小静脉、毛细血管，也可累及中动脉，其中以肾脏及肺部受累最为常见。

② MPA 可急性起病，表现为快速进展性肾小球肾炎和肺出血，有些也可隐匿数年，临床主要表现为间断紫癜、轻度肾功能损害、间歇性咯血等。肺脏是 MPA 的常见受累器官之一，典型的临床表现是毛细血管炎引起的弥漫性肺泡出血，可有咯血、痰中带血等表现，部分患者可有肺部大出血。大量肺泡出血是导致 MPA 患者死亡的重要原因。部分患者可能还合并全身或其他损害，如发热、体重下降、关节肌痛、皮肤损害等。

③ MPA 的诊断有赖于组织检查，尤其是肾组织，这是 MPA 区别于其他血管炎的鉴别要点。如果患者出现系统性损害并有肺部受累、肾脏受累，还出现了可触及的皮肤紫癜，应考虑 MPA，尤其是抗中性粒细胞髓过氧化物酶抗体（MPO-ANCA）阳性时。

④ MPA 的自然病程进展较快，死亡率高于嗜酸性肉芽肿性多血管炎（EGPA）和肉芽肿性血管炎（GPA），肾衰竭、继发感染和心血管受累是 MPA 患者的主要死亡原因。药物治疗主要采用糖皮质激素联合细胞毒性药物，后者以环磷酰胺的应用最为广泛。对于重症患者，必要时需采用大剂量甲泼尼龙冲击疗法、连续性血液净化及血浆置换等。目前，临床上以糖皮质激素和环磷酰胺联合应用治疗为主。

问题 2：显微镜下多血管炎肺部病变的影像学特点有哪些？

MPA 胸部影像学表现以两肺斑片状阴影、磨玻璃样影为主，肺泡出血及小叶间隔炎症渗出是形成磨玻璃样改变、肺实变、散在斑片状影的病理基础，且这些影像学改变在活动期患者中更为多见。MPA 患者中肺间质纤维化的发生率约为 36%，严重时可表现为蜂窝样改变。相关研究认为，肺纤维化，特别是蜂窝样改变，多提示预后差，其发生机制可能为 MPO-ANCA 可以通过激活细胞因子造成肺组织损伤进而导致肺纤维化。

参考文献

［1］Kuroda N，Yorita K，Sakamoto K，et al. Various patterns of acute alveolar haemorrhage in patients with microscopic polyangiitis：a clinicopathological study offour cases［J］. Pol J Pathol，2018，69（4）：384-387.

［2］张嵩. 肺部疾病临床与影像解析［M］. 北京：科学技术出版社，2018.

［3］中华医学会风湿病学分会. 显微镜下多血管炎诊治指南（草案）［J］. 中华风湿病学杂志，2004，8（9）：564-566.

［4］瞿华，余日胜，崔凤，等. 显微镜下多血管炎胸部CT表现对照分析［J］. 中华放射学杂志，2011，45（5）：441-444.

［5］Tzelepis GE，Kokosi M，Tzioufas A，et al. Prevalence and outcome of pulmonary fibrosis in microscopic polyangiitis［J］. Eur Respir J，2010，36（1）：116-121.

［6］Eschun GM，Mink SN，Sharma S. Pulmonary interstitial fibrosis as a presenting manifestation in perinuclear antineutrophilic cytoplasmic antibody microscopic polyangiitis［J］. Chest，2003，123（1）：297-301.

（本病例由宜春学院第一附属医院杨文兴提供）

龙某，男，57 岁，因"乏力、纳差 1 周，咳嗽、发热、气促 2 天"入院。

查体： 体温 38.6℃，呼吸 22 次分。双肺呼吸音粗，右下肺可闻及少许湿啰音，无胸膜摩擦音。心率 106 次 / 分，心律齐，无杂音。

辅助检查： 检查结果如下。

肝功能：丙氨酸转氨酶（ALT）70U/L，天冬氨酸转氨酶（AST）100U/L。

肾功能：肌酐 106μmol/L。

胸部 CT：右肺下叶炎症改变，符合 CAP（图 2–23）。

肺泡灌洗液 mNGS：鹦鹉热衣原体。

诊断： 鹦鹉热衣原体肺炎。

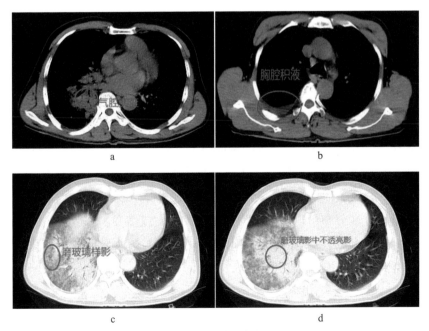

图 2–23　CT 图像

注：图 a 圆圈处所示为胸腔积液；图 b 圆圈处所示为气腔实变；图 c 圆圈处所示为磨玻璃影；图 d 圆圈处所示为磨玻璃影中的不透亮影。

问题 1：鹦鹉热衣原体肺炎的定义、临床特点、实验室检测方法及治疗方法是什么？

①鹦鹉热衣原体是一种胞内革兰阴性病原体，广泛寄生在鸟类（尤其是鹦鹉、鸽子）及哺乳类动物体内。受感染的鹦鹉、鸽子等鸟类羽毛及禽类排泄物可形成气溶胶，人类经呼吸道将其吸入肺部而致病，引起鹦鹉热衣原体肺炎。该病是社区获得性肺炎的类型之一。

②主要临床表现为发热，其他临床症状包括咳嗽、肌肉酸痛、畏寒、胸闷气短、头痛、咳痰、乏力等。除肺部表现外，可并发肺外多系统损害，病变可累及神经、血液、消化、运动等多个系统。轻症可表现为社区获得性肺炎的体征，重症可引起多器官功能衰竭。

③鹦鹉热衣原体的常用实验室检测方法有病原体分离鉴定技术、免疫学检测技术、分子生物学检测技术等，以上检测手段对实验室的生物安全条件要求高，检测时间长，且不易分离出病原体，加上操作步骤烦琐，结果容易出现偏差，成本相对较高，所以很多医院未常规开展上述检测。mNGS 检测利用基因组学方法研究标本中所有微生物的种类和含量，实现人源和病原体核酸的相对定量，结果可靠，检测速度快，一般经过 24~48 小时可获得结果，这种检测方法在感染性疾病诊断中的应用越来越广泛。

④鹦鹉热衣原体肺炎的首选治疗药物为多西环素，大环内酯类抗生素、喹诺酮类抗菌药物也可用于治疗本病。

问题 2：鹦鹉热衣原体肺炎的影像学特点有哪些？

鹦鹉热衣原体肺炎的影像学表现多种多样，无明显特异性，主要表现为气腔实变、磨玻璃样不透明影、网织状影、小片模糊影、结节影和胸腔积液。病变多呈小叶性分布，以两下肺为多见，可单发或多发。部分病例同时有两种或两种以上的 CT 表现，反映了本病从细支气管逐步发展到周围肺小叶并互相重叠的病理过程。

参考文献

[1] El-Jakee J，El-Hariri MD，El-Shabrawy MA，et al. Efficacy of a prepared

tissue culture–adapted vaccine against *Chlamydia psittaci* experimentally in mice [J]. Vet World, 2020, 13 (11): 2546–2554.

[2] Liu SY, Li KP, Hsieh MK, et al. Prevalence and Genotyping of *Chlamydia psittaci* from Domestic Waterfowl, Companion Birds, and Wild Birds in Taiwan [J]. Vector Borne Zoonotic Dis, 2019, 19 (9): 666–673.

[3] Cillóniz C, Torres A, Niederman M, et al. Community–acquired pneumonia related to intracellular pathogens [J]. Intensive Care Med, 2016, 42 (9): 1374–1386.

[4] 许容容, 张蕾, 韩淑华, 等. 43 例鹦鹉热衣原体肺炎临床特征 [J]. 中国感染控制杂志, 2023, 22 (6): 688–694.

[5] Radomski N, Karger A, Franzke K, et al. *Chlamydia psittaci*–infected dendritic cells communicate with NK cells via exosomes to activate antibacterial immunity [J]. Infect Immun, 2019, 88 (1): e00541–19.

[6] Radomski N, Franzke K, Matthiesen S, et al. NK cell–mediated processing of Chlamydia psittaci drives potent anti–bacterial Th1 immunity [J]. Sci Rep, 2019, 9 (1): 4799.

[7] Knittler MR, Sachse K. *Chlamydia psittaci*: update on an underestimated zoonotic agent [J]. Pathog Dis, 2015, 73 (1): 1–15.

[8] Meijer R, van Biezen P, Prins G, et al. Multi–organ failure with necrotic skin lesions due to infection with *Chlamydia psittaci* [J]. Int J Infect Dis, 2021, 106: 262–264.

[9] 中华医学会检验医学分会临床微生物学组, 中华医学会微生物学与免疫学分会临床微生物学组, 中国医疗保健国际交流促进会临床微生物与感染分会. 宏基因组高通量测序技术应用于感染性疾病病原检测中国专家共识 [J]. 中华检验医学杂志, 2021, 44 (2): 107–120.

[10] Yin XW, Mao ZD, Zhang Q, et al. Clinical metagenomic sequencing for rapid diagnosis of pneumonia and meningitis caused by *Chlamydia psittaci* [J]. World J Clin Cases, 2021, 9 (26): 7693–7703.

[11] 赵仁淹, 柴海娜, 郑瑞强. 病原体二代测序辅助诊断鹦鹉热衣原体重症肺炎一例 [J]. 中华内科杂志, 2020, 59 (12): 989–991.

［12］沈凌，田贤江，梁荣章，等.鹦鹉热衣原体肺炎48例临床特征分析［J］.中华结核和呼吸杂志，2021，44（10）：886-891.

［13］王艳泓，邱玉英，唐健，等.结合宏基因组二代测序诊断的八例鹦鹉热患者临床分析［J］.中国呼吸与危重监护杂志，2021，20（7）：472-478.

［14］中华医学会呼吸病学分会.中国成人社区获得性肺炎诊断和治疗指南（2016年版）［J］.中华结核和呼吸杂志，2016，39（4）：253-279.

［15］Branley IM，Weston KM，England J，et al. Clinical features of endemic community-acquired psittacosis［J］. New Microbes New Infect，2014，2（1）：7-12.

（本病例由宜春学院第一附属医院杨文兴提供）

李某，男，29 岁，因"胸痛、咳嗽、咯血、发热 2 天"入院。20 天前因外伤致右足骰骨外缘骨裂，局部制动。

查体：体温 37.3℃，呼吸 22 次 / 分，神志清。双肺呼吸音粗，右肺可闻及湿啰音，无胸膜摩擦音。心率 98 次 / 分，心律齐，无杂音。右足及右踝肿胀。

辅助检查：肝肾功能未见明显异常。

D- 二聚体：2.71μg/mL。

胸部 CT：右肺上叶、中叶炎症改变（图 2-24）。

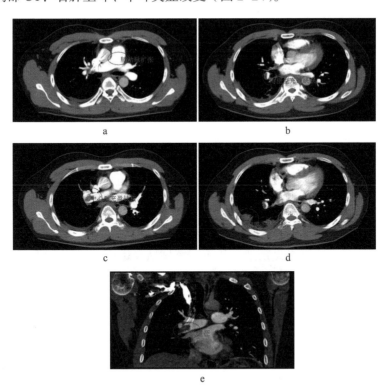

图 2-24　CT 图像

注：图 a 圆圈处所示为肺动脉扩张；图 b 圆圈处所示为附壁型充盈缺损；图 c 圆圈处所示为中心型充盈缺损；图 d 圆圈处所示为胸膜下楔形影；图 e 圆圈处所示为"轨道征"。

CTPA：右侧肺动脉栓塞。

双下肢血管彩超：双下肢深静脉血栓形成。

诊断：肺动脉栓塞；肺梗死；双下肢深静脉血栓形成。

问题1：肺动脉栓塞的定义、临床特点、诊断依据及治疗方法是什么？

①肺动脉栓塞是指各种栓子阻塞肺动脉及其分支，导致急性肺循环功能障碍和右心功能不全的疾病。

②急性肺血栓栓塞症（PTE）的临床表现多种多样，常见的有咯血、呼吸困难、胸痛等，均缺乏特异性，容易被忽视或误诊，其严重程度亦有很大差别，从轻者无症状到重者血流动力学不稳定，甚或猝死。危险分层主要基于患者的血流动力学状态、心肌损伤标志物及右心室功能等指标进行综合评估，将肺动脉栓塞分为高危组、中危组（分为中高危组及中低危组）、低危组。

③诊断依据主要为危险因素、症状，并结合D-二聚体、CT肺动脉造影（CTPA）、双下肢深静脉彩超、超声心动图等检查的结果。

④根据患者的危险分层，治疗包括抗凝、溶栓、手术或介入治疗。

问题2：肺动脉栓塞的影像学特点有哪些？

CTPA可直观地显示肺动脉内血栓的形态、部位及血管堵塞程度。

直接征象：肺动脉内充盈缺损，被部分或完全包围在不透光的血流之间（轨道征），或是完全充盈缺损，远端血管不显影。

间接征象：肺野可见楔形、条带状密度增高影或盘状肺不张，中心肺动脉扩张及远端血管分支减少或消失。

参考文献

[1] 中华医学会心血管病学分会肺血管病学组.急性肺栓塞诊断与治疗中国专家共识（2015）[J].中华心血管病杂志，2016，44（3）：197-211.

[2] Heit JA. The epidemiology of venous thromboembolism in the community

［J］. Arterioscler Thromb Vasc Biol［J］. 2008，28（3）：370-372.

［3］中华医学会呼吸病学分会肺栓塞与肺血管病学组，中国医师协会呼吸医师分会肺栓塞与肺血管病工作委员会，全国肺栓塞与肺血管病防治协作组.肺血栓栓塞症诊治与预防指南［J］.中华医学杂志，2018，98（14）：1060-1087.

病例 25

（本病例由宜春学院第一附属医院杨文兴提供）

周某，女，52 岁，因"体检发现右下肺占位 25 天"入院。患者无咳嗽咳痰，无胸痛咯血，无畏冷发热。

查体：生命征平稳，神志清。双肺呼吸音清，未闻及明显干、湿啰音，无胸膜摩擦音。心率 76 次 / 分，心律齐，无杂音。

辅助检查：血常规、肝肾功能、肺部肿瘤标志物等指标未见明显异常。

胸部 CT：右下肺占位性病变（图 2-25）。

诊断：硬化性肺细胞瘤（后患者赴上级医院通过手术病理明确诊断）。

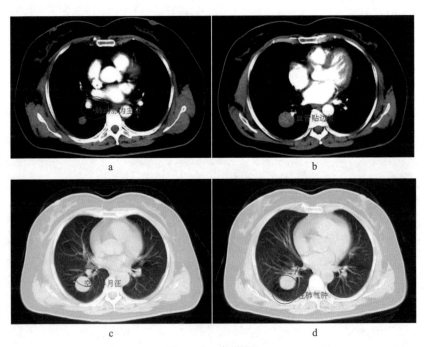

图 2-25 CT 图像

注：图 a 圆圈处所示为肺动脉为主征；图 b 圆圈处所示为血管贴边征；图 c 圆圈处所示为空气半月征；图 d 圆圈处所示为局灶性肺气肿。

问题 1：硬化性肺细胞瘤的临床特点有哪些？

①硬化性肺细胞瘤是一种少见的肺良性肿瘤，起源于 II 型肺泡上皮，目前最新的世界卫生组织胸部肿瘤组织学分类（第 5 版）将硬化性肺细胞瘤归于肺腺瘤范畴。本病多见于亚洲地区的中年女性，女性患者多于男性患者，比例约为 5：1。

②临床表现：多在体检时发现，部分可有症状，表现为咳嗽、咯血、发热、胸背痛等，有症状时应与肺癌、肺结核、肺炎等相鉴别。

③手术切除是硬化性肺细胞瘤首选的治疗方式。

问题 2：硬化性肺泡细胞瘤的影像学特点有哪些？

大部分硬化性肺细胞瘤患者的影像学表现为软组织密度影，病灶呈孤立的圆形、椭圆形结节或团块影，病灶部位边界清楚，无卫星病灶，无肺门及纵隔淋巴结肿大，部分硬化性肺细胞瘤患者的 CT 影像可见贴边血管征、空气新月征、肺动脉为主征等，CT 检查中平扫、增强下的 CT 值对比有更显著的差异。

问题 3：为什么会有贴边血管征？

硬化性肺细胞瘤患者可以观察到病灶部位边缘存在条形的血管影像，而且血管被明显推移和拉伸，其中硬化性肺细胞瘤患者的特异性 CT 影像为血管贴边征。综合分析其发生原因，病灶部位边缘存在微小动脉，或是病灶部位挤压肺部组织附近的血管，进而在 CT 检查中表现出以下影像病理基础：肺泡导管、呼吸性细支气管、终末细支气管被黏液或脓液等阻塞，伴有细支气管扩张、细支气管壁增厚及细支气管周围炎。

问题 4：为什么会有空气新月征？

相关研究发现，硬化性肺细胞瘤在影像上表现为病灶周围半月形或新月形无肺纹理区域的机制可能是未分化的肺泡间质细胞增生和透明样变，或肿瘤旁出血经气道排出后在瘤旁形成空气间隙（病灶周围出现的肺气肿及巨大气囊腔也可以用此机制来解释）。

问题 5：为什么会有肺动脉为主征？

肺动脉为主征表现为病灶周围近肺门端的肺动脉管径增大，且与病灶分界欠清，其机制可能为该类富血供肿瘤在生长过程中需要更多的肺动脉供血及对邻近血管有生长趋向性。

问题 6：为什么会有晕征？

晕征较为少见，表现为病灶周边的片状磨玻璃密度影。就目前的研究数据来看，大部分学者认为晕征的发生原因是肿瘤造成局部出血，或者肿瘤组织开始向正常肺部组织迁移，呈现出结构性成长的局面。

参考文献

［1］叶伦，方宏洋.肺硬化性血管瘤的临床组织病理学及多层螺旋 CT 表现［J］.中华肺部疾病杂志（电子版），2013，6（6）：71-73.

［2］张松，张曙光，刘相利，等.肺硬化性血管瘤 69 例临床诊断与治疗分析［J］.中国医科大学学报，2014，44（5）：470-472.

［3］Goel MM，Kumari M，Singh SK，et al. Symptomatic sclerosing haemangioma：a rare case of solitary pulmonary nodule in a young girl［J］. BMJ Case Rep，2013：bcr2012007072.

［4］冯飞跃，程贵余，高树庚，等.肺硬化性血管瘤的诊断和手术治疗［J］.中华医学杂志，2012，92（17）：1190-1193.

［5］王世忠.研究肺硬化性肺泡细胞瘤的 CT 影像学表现［J］.中国医药指南，2021，19（24）：65-66.

［6］陈林丽，方正，秦定强.肺硬化性肺泡细胞瘤 MSCT 表现特征分析［J］.影像研究与医学应用，2020，4（5）：111-113.

［7］张晓祥，李敏，刘文华，等.肺硬化性肺泡细胞瘤 MSCT 的特征表现［J］.临床肺科杂志，2020，25（2）：275-277.

［8］Bahk YW，Shinn KS，Choi BS. The air meniscus sign in sclerosing hemangioma of the lung［J］. Radiology，1978，128（1）：27.

［9］Shin SY，Kim MY，Oh SY，et al. Pulmonary sclerosing pneumocytoma of

the lung：CT characteristics in a large series of a tertiary referral center［J］.
Medicine（Baltimore），2015，94（4）：e498.

［10］张艳，张洪静，余建群．增强 CT 对硬化性肺泡细胞瘤的诊断价值［J］.
CT 理论与应用研究，2020，29（5）：614–620.

病例 26

（本病例由江西省胸科医院陈乐蓉提供）

杨某，男，47岁，因"反复咳嗽、咳痰、气喘1年余，加重4个月"入院。

查体：双肺呼吸音弱，未闻及明显干、湿啰音，无胸膜摩擦音。心前区无隆起，心尖搏动位于左侧第5肋间锁骨中线内约0.5cm处。触诊无震颤，无心包摩擦感。心浊音界不扩大，心率109次/分，律齐。

辅助检查：检查结果如下。

血气分析（鼻导管吸氧，3L/min）：pH 7.438，$PaCO_2$ 31.7mmHg，PaO_2 45 mmHg，HCO_3^- 24.1mmol/L。

胸部CT：可见两肺弥漫性分布的磨玻璃影及小叶间隔增厚，呈碎石路征，地图样分布（图2-26）。

左下肺经皮穿刺病理：肺泡蛋白沉着症。

诊断：肺泡蛋白沉着症。

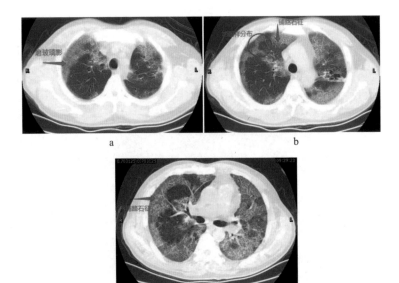

图2-26　CT图像

注：图a箭头处所示为磨玻璃影；图b、图c箭头处所示为碎石路征，图b圆圈处所示为地图样分布。

问题1：肺泡蛋白沉着症的临床特点有哪些？

①临床表现缺乏特异性，一般症状隐匿、轻微而胸部CT表现严重，常见于30~50岁的中年人，男女比例为2~4：1。

②肺泡蛋白沉着症（PAP）最主要的临床特点之一是影像学表现与临床症状不平衡。

③病情进展缓慢，可有低氧血症或呼吸衰竭。一旦出现大面积实变影，则可导致严重的临床症状。血气分析中$PaCO_2$多不升高，如有升高则提示病情危重。

④肺泡蛋白沉着症的诊断主要依据胸部CT、临床表现，结合支气管肺泡灌洗技术、支气管肺活检结果进行。病理检查发现肺泡腔内充满颗粒状或块状嗜伊红物质，PAS（高碘酸–无色品红）染色呈阳性，是明确PAP诊断的可靠方法。

问题2：肺泡蛋白沉着症的影像学特点有哪些？

①磨玻璃影最常见，呈双肺弥漫性或斑片状多叶段分布。

②胸部CT上显示斑片状分布的病灶与正常肺组织界限清晰，可呈地图状分布，少数呈弥漫性结节状分布，部分磨玻璃影内可见空气支气管征。网格影亦较为常见，常规CT显示磨玻璃影内隐约可见网格状影分布，尤以双肺近肺底部为著。

③胸部HRCT显示网格边界清晰、光滑，呈多边形，类似铺路石样改变，称为碎石路征，常仅见于磨玻璃影内，一般不伴有支气管血管束周围间质增厚和肺门、纵隔淋巴结肿大。

问题3：碎石路征是如何形成的？

碎石路样改变是肺泡蛋白沉着症的影像学特征之一，指胸部CT上两肺弥漫性分布的斑片状或大片状磨玻璃影与小叶间隔增厚交织、重叠形成，呈碎石路样改变。有时实变影掩盖了小叶间隔增厚，则不能识别。在普通10mm层厚的CT上，此特征不显著。碎石路征是小叶内和小叶间隙增厚形成的影像学表现，小叶间隔增厚代表脂蛋白在次级肺小叶的周边聚集。

问题4：碎石路征常见于哪些疾病？

碎石路征首先是在肺泡蛋白沉积症病例中被认识到的，该征象曾经被认为强烈提示肺泡蛋白沉着症，但除肺泡蛋白沉着症外还有多种肺泡病变、肺间质性病变及混合性病变可以检查出碎石路征：

①间质性肺疾病：急性间质性肺炎、非特异性间质性肺炎、脂性肺炎、结节病、过敏性肺炎等。

②肿瘤：细支气管肺泡癌、癌性淋巴管炎、血液系统恶性肿瘤等。

③感染：支原体肺炎、肺孢子菌肺炎、病毒性肺炎、肺组织胞浆菌病等。

④其他：急性呼吸窘迫综合征、肺水肿、肺泡出血综合征、药物中毒性肺炎等。

问题5：病变为什么会呈地图样分布？

胸部CT，尤其是HRCT，可显示两肺弥漫性斑片状淡薄阴影，阴影的边界与正常组织分界清楚，部分阴影边缘有成角现象或呈弧形，病变在周围正常肺组织的映衬下，呈地图样分布。病变呈地图样分布是由富含蛋白质和脂质的肺泡表面活性物质不均匀性沉积导致的，即有脂蛋白样物质沉积的肺泡形成较高密度阴影，正常充气的肺泡则形成低密度区。

参考文献

［1］蔡后荣，张湘燕，李惠萍.实用间质性肺疾病［M］.2版.北京：人民卫生出版社，2016.

［2］葛内.胸部高分辨率CT解剖基础、影像特征、鉴别诊断［M］.赵绍宏，聂永康，主译.北京：人民卫生出版社，2010.

［3］沈策，李惠民.肺泡蛋白沉着症的临床和影像学分析［J］.中国医学计算机成像杂志，2002，8（3）：167-172.

［4］黄林，叶敏.螺旋CT扫描对肺泡蛋白沉着症的诊断价值［J］.实用医学影像杂志，2012，13（2）：87-89.

病例 27

（本病例由江西省胸科医院陈乐蓉提供）

郭某，男，47岁，因"咳嗽、胸痛10天"入院。

查体： 双肺呼吸音弱，未闻及明显干、湿啰音，无胸膜摩擦音。心率86次/分，心律齐，未闻及病理性杂音。

辅助检查： 检查结果如下。

胸部CT：两肺多发囊状影（图2-27）。

胸腔镜肺活检组织病理：肺朗格汉斯细胞组织细胞增生症。

（患者接受激素治疗后两肺囊状影吸收好转，后反复出现牙龈肿胀。）

牙龈肿物活检病理：朗格汉斯细胞组织细胞增生症。

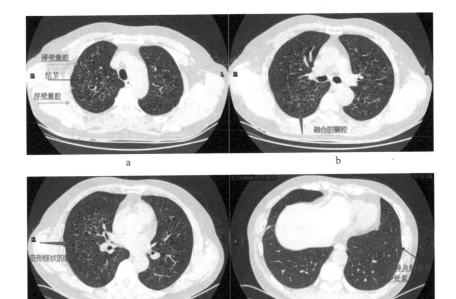

图2-27　CT图像

注：图a箭头处所示为薄壁囊腔（黄），结节（红），厚壁囊腔（蓝）；图b箭头处所示为融合的囊腔；图c箭头处所示为奇形怪状的囊腔；图d箭头处所示为两下肺及肋膈角较少受累。

PET/CT（正电子发射计算机断层显像）：患者双侧牙槽骨、右上颌窦内侧壁、下颌骨、左侧第10肋骨多发骨质破坏并周围软组织肿胀，代谢增高，以上病变考虑朗格汉斯细胞组织细胞增生症。

诊断：肺朗格汉斯细胞组织细胞增生症。

问题1：肺朗格汉斯细胞组织细胞增生症的临床特点有哪些？

①肺朗格汉斯组织细胞增生症（PLCH）是一种罕见的弥漫性囊性肺病，占间质性肺病的3%~5%。

② PLCH 的临床表现多样但缺乏特异性。大约2/3 的患者出现呼吸道症状，通常是干咳、呼吸困难、胸痛等，咯血少见；15%~20% 的患者临床症状不典型，表现为发热、消瘦、乏力等；10%~20% 的患者可出现自发性气胸，自发性气胸可以是本病的首发症状，可反复发作，多见于年轻男性。

③病理表现为 CD1a 树突状细胞和其他炎症细胞增殖、浸润，以细支气管中心结节的形成和肺囊性改变为基本特征。累及多系统者可以肺外症状为首发表现，如口干、多尿、骨痛、皮疹等。

问题2：肺朗格汉斯细胞组织细胞增生症的影像学特点有哪些？

① PLCH 的典型胸部 CT 表现以结节、囊腔和伴发的肺间质性改变为主，多种病变合并存在是最常见的表现。

②多可见两肺弥漫性分布的小叶中心性结节，部分结节周围出现的毛玻璃晕环影为炎性浸润所致。结节直径一般 ≤ 1cm，随着病变的发展，结节的体积会逐渐增大。囊腔多由结节中的空泡逐渐增大而产生，以两肺中、上野为著，厚壁囊腔（囊壁厚度 > 2mm）可逐渐向薄壁囊腔（囊壁厚度 < 2mm）转变，囊腔可以相互融合成较大的囊腔，形态也可由类圆形变为分叶状、四叶草样、不规则状等形态。囊腔改变曾经被认为是不可逆病变，但其实部分囊腔改变是可逆的。

③肺间质性改变在中晚期病变中出现较多，部分严重者可呈蜂窝肺，囊泡或者肺大疱破裂者可出现气胸。

问题 3：肺朗格汉斯细胞组织细胞增生症患者的肺部囊腔影是如何形成的？为什么常有形状怪异的表现？

朗格汉斯细胞和其他免疫细胞在终末和呼吸性细支气管周围积聚，细支气管中心病变从高度细胞化的微结节和大结节演变为缺乏细胞的、通常为星状的纤维化瘢痕，在中晚期阶段，病变部位细胞浸润逐渐消失，结节空化，形成囊腔，同时星状瘢痕周围的牵拉力有时可导致肺气肿样改变。这些囊腔可以融合成不同形状，可呈圆形、类圆形，部分呈不规则形（约 29.0%），部分融合（约 57.1%），不规则形囊腔可以有双叶、三叶草状、分枝状等改变。

形成不规则囊腔的原因很多，包括病理性细支气管壁的破坏、细支气管腔内肌肉炎症的产生和消失、分叉部相邻两个细支气管的气道融合、相邻呼吸性细支气管和肺泡管的融合、相邻几个薄壁囊腔的融合、相邻肉芽肿性病变纤维化牵引等。当肺内病灶进展成多发纤维化改变时，部分囊腔壁更有"火焰"状或"太阳光芒"样改变。在 PLCH 结节变成囊腔的过程中，当不完全空化的结节、囊腔之间未完全融合，以及两个小支气管管壁未完全融合、消失时，可以出现囊腔内间隔影，这一特征是 PLCH 病变特有的发展过程，因此囊腔内间隔也是 PLCH 囊腔的特征性表现。

问题 4：肺朗格汉斯细胞组织细胞增生症患者为什么会出现气胸？

PLCH 患者肺内有不规则囊腔，囊壁厚薄不一，囊腔壁的厚薄取决于结节空化的程度，厚壁囊腔也可以是扩张的细支气管。相邻囊腔可融合扩大，囊腔破裂，特别是胸膜下的囊腔破裂，常导致气胸的发生。气胸的发生提示肺内囊腔样病变的可能，部分患者因气胸就诊而发现该病，自发性气胸可能是弥漫性囊性肺疾病诊断的前哨事件，其中超过 50% 的 PLCH 患者一生中会反复发作气胸，这类气胸的复发率远远高于原发性气胸的复发率（约 30%）。

参考文献

[1] 蔡后荣，张湘燕，李惠萍.实用间质性肺疾病［M］.2版.北京：人民卫生出版社，2016.

［2］葛内.胸部高分辨率CT解剖基础、影像特征、鉴别诊断［M］.赵绍宏，聂永康，主译.北京：人民卫生出版社，2010.

［3］许秦风，郭万华.肺朗格汉斯细胞组织细胞增生症的高分辨率CT及18F-FDG PET/CT表现［J］.中国医学影像学杂志，2016，24（10）：741-745.

［4］Mendez JL，Nadrous HF，Vassallo R，et a1. Pneumothorax in pulmonary langerhans cell histioeytosis［J］. Chest，2004，125（3）：1028-1032.

［5］Kambouchner M，Basset F，Marchal J，et al. Three-dimensional characterization of pathologic lesions in pulmonary langerhans cell histiocytosis［J］. Am J Respir Crit Care Med，2002，166（11）：1483-1490.

［6］Castoldi MC，Verrioli A，De Juli E，et a1. Pulmonary Langerhans cell histiocytosis：the many faces of presentation at initial CT scan［J］. Insights Imaging，2014，5（4）：483-492.

（本病例由江西省胸科医院陈乐蓉提供）

王某，女，29岁，因"体检发现肺部阴影1个月"入院。

查体：双肺呼吸音弱，未闻及明显干、湿啰音，无胸膜摩擦音。心率79次/分，心律齐，未闻及病理性杂音。

辅助检查：血常规、生化、风湿免疫相关检查均正常。

胸部CT：可见两肺弥漫性分布的粟粒状小结节状影，可见脏层胸膜、纵隔胸膜线条状高密度钙化影（图2-28）。

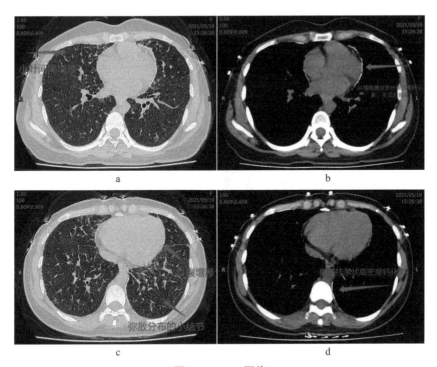

图2-28　CT图像

注：图a箭头处所示为小叶间隔增厚；图b箭头处所示纵隔胸膜线条状高密度钙化影，形成"白描征"；图c箭头处所示为斜裂增厚（长），弥漫分布的小结节（短）；图d箭头处所示为胸膜线条状高密度钙化影。

经支气管镜冷冻肺活检病理：肺泡微石症。

诊断：肺泡微结石症。

后经进一步筛查，患者弟弟的胸部 CT 也提示肺泡微结石症。

问题 1：肺泡微结石症的临床特点有哪些？

①肺泡微结石症（PAM）是以两侧弥漫性肺泡内微结石（钙球）沉积为特征的病因不明的罕见病，是一种常染色体隐性遗传病，家族性聚集病例占 30%~50%。

②多无明显临床症状，部分 PAM 患者伴有一定的临床症状，但多无特异性，多数患者是在常规体检中偶然发现的，部分患者是在对 PAM 患者进行家族史调查的过程中发现的。

③根据典型的胸部 CT 影像，结合病史，进行 PAM 临床诊断并不难，若影像学表现不典型可通过肺活检证实。

④目前没有满意的治疗方法。肾上腺皮质激素对本病无效。对晚期患者可进行肺移植治疗。

问题 2：肺泡微结石症的影像学特点有哪些？

①两肺可见弥漫性小结节影，胸部 HRCT 可显示小叶中心分布的微细结节，同时有融合和弥漫性钙化的结节影。

②胸部 CT 可见肺尖气肿性病灶，支气管血管束不规则增粗、钙化密度，肺底后部钙化结节密集形成的弧带状或呈片状的高密度钙化灶，小叶间隔、小叶内间质、叶间胸膜的高密度串珠状增厚和肺野磨砂玻璃样改变。

③小叶间隔、小叶内间质、支气管血管束及胸膜面的串珠样改变系微细结石沉积于肺间质内所致。肺边缘可见排列成行的小气囊，以及钙化、密度增厚的胸膜阴影。

问题 3：肺泡微结石症的"黑色"胸膜是如何形成的？

有文献报道 PAM 患者的影像学检查可见"黑胸线"，也称"黑色"胸膜，位于钙化的肺实质和肋骨或纵隔之间。胸部 HRCT 肺窗见到的胸膜下成串、带状薄壁小囊肿是形成弗隆（Felon）描述的平片上侧胸壁与肺外缘之间出现的"黑色"胸膜影的基础，但大多数 PAM 患者的影像学图像中不显示这条"黑色"胸膜线。

问题 4：什么是白描征？

PAM 患者的影像学检查可见双肺弥漫性分布的钙化微结节，其中主要分布在双肺中、下叶支气管血管束周围，后胸膜及纵隔胸膜下。钙化微结节依据分布部位的不同可形成不同的 CT 影像表现，当钙化微结节分布于纵隔胸膜、背侧胸膜及叶间胸膜下时，可紧密排列呈线条状致密影，形成白描征。

参考文献

［1］蔡后荣，张湘燕，李惠萍.实用间质性肺疾病［M］. 2 版.北京：人民卫生出版社，2016.

［2］葛内.胸部高分辨率 CT 解剖基础、影像特征、鉴别诊断［M］.赵绍宏，聂永康，主译.北京：人民卫生出版社，2010.

［3］朱晶，王迎难，倪吉祥.肺泡微石症 1 例并文献复习［J］.临床肺科杂志，2016，21（2）：206-209.

［4］史晓光，曹辉，田成斌.肺泡微石症的临床及多排螺旋 CT 影像表现（附六例报告）［J］.海南医学，2020，31（13）：1720-1723.

（本病例由江西省胸科医院陈乐蓉提供）

吴某，男，47 岁，因"反复咳嗽、咳痰、气喘 1 年余，加重 4 个月"入院。既往有纵隔多发淋巴结肿大病史，动态观察至 2018 年发现纵隔淋巴结增大，肺内出现浸润影，曾在外院予以诊断性抗结核治疗 6 个月，后复查胸部 CT 提示未见好转，遂至上海某医院行胸腔镜肺活检，诊断为结节病。2022 年 8 月在我院接受激素治疗后复查胸部 CT，可见两肺弥漫分布的点状影、小结节影，两肺中下见小叶间隔增厚，右肺局部见支气管血管束增粗、部分实变影（图 2-29）。

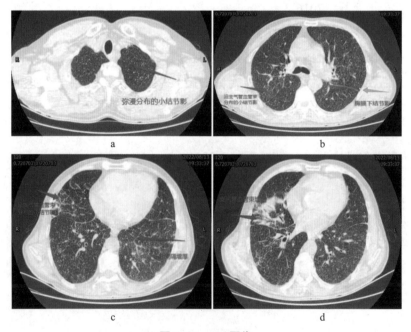

图 2-29 CT 图像

注：图 a 箭头处所示为弥漫分布的小结节影；图 b 箭头处所示为沿支气管血管束分布的小结节影（红），胸膜下结节影（黄）；图 c 箭头处所示为沿支气管血管束分布的小结节影（短），小叶间隔增厚（长）；图 d 箭头处所示为支气管血管束增粗。

查体：浅表淋巴结未扪及肿大。双肺呼吸音清，未闻及明显干、湿啰音，无胸膜摩擦音。心率 89 次 / 分，心律齐，未闻及病理性杂音。

诊断：结节病。

问题 1：结节病的临床特点有哪些？

①结节病（sarcoidosis）是一种多系统受累的肉芽肿性疾病。该病可累及全身所有器官，以肺和胸内淋巴结受累最为常见（≥ 90%）。胸部影像学异常是不少结节病患者就医的主要原因。从病理特征角度来看结节病是一种非干酪性、类上皮细胞性肉芽肿。

②病因未明。

③部分病例有自限性，大多预后良好。

④使用糖皮质激素是主要治疗手段。

问题 2：结节病的影像学特点有哪些？

结节病的胸部 CT 表现如下。

①潜在可逆性病变：淋巴结肿大，分布在双肺门、纵隔；肺内网状结节影，可见直径 2~4mm 的微小结节（边界清晰、双肺分布）；结节在淋巴管周围分布（沿血管束、胸膜下及小叶间隔分布）；主要分布在中、上肺野的肺实变渗出影（如磨玻璃影、实变影）。

少见表现：淋巴结肿大（单肺门、孤立性前或后纵隔、心缘旁小叶间隔增厚引起的网格影）；孤立性空洞影；单纯的磨玻璃影；马赛克征；胸膜病变（胸膜增厚、胸腔积液、气胸）；曲霉球；大结节（直径 > 5mm，可融合），"星云征"。

②不可逆性、慢性病变典型表现：在上、中肺野分布的网格影；肺结构紊乱、扭曲变形；牵张性支气管扩张；上肺容积缩小；淋巴结钙化。

少见表现：蜂窝样阴影，主要在下肺分布的网格影。

问题 3："肺泡性"结节病的影像学表现有哪些？

"肺泡性"结节病常常有多发斑片状气腔实变影，包括以下 4 种表现。

①结节样实变、磨玻璃影。

②其内见空气支气管征。

③常伴有淋巴结肿大。

④可合并自发性气胸。

"肺泡性"结节病的影像学表现缺乏特异性，易误诊、漏诊。

问题 4：什么是"结节星系征""结节束征""晕征"？

结节病患者两肺多发的微小结节可聚集或汇合形成小结节，小结节边缘不规则，直径 > 3mm，融合的间质肉芽肿多沿上、中肺叶的支气管血管束或胸膜下分布。根据分布的位置及形态差异，可有三种表现征象："结节星系征""结节束征"和"晕征"。

①"结节星系征"是指边缘不规则的大结节，周围围绕着许多小结节，这些小结节有向中心融合的趋势，其形态犹如银河星系中无数的小行星聚集在一起围绕着大行星运转。

②"结节束征"是由类椭圆形或长条形的小结节相互靠近形成的，与"结节星系征"不同的是这些小结节并不融合。

③"晕征"是指小结节周围伴随斑片状或片状磨玻璃影，"晕征"在组织学上指肺泡内肉芽肿的形成和巨噬细胞的聚集，同时伴有肺泡壁的增厚。

参考文献

[1] 蔡后荣，张湘燕，李惠萍.实用间质性肺疾病 [M]. 2 版.北京：人民卫生出版社，2016.

[2] 葛内.胸部高分辨率 CT 解剖基础、影像特征、鉴别诊断 [M]. 赵绍宏，聂永康，主译.北京：人民卫生出版社，2010.

[3] 中华医学会呼吸病学分会间质性肺疾病学组，中国医师协会呼吸医师分会间质性肺疾病工作委员会.中国肺结节病诊断和治疗专家共识 [J]. 中华结核和呼吸杂志，2019，42（9）：685-693.

[4] Dhagat PK，Singh S，Jain M，et al. Thoracic Sarcoidosis：Imaging with High Resolution Computed Tomography [J]. J Clin Diagn Res，2017，11

（2）：TC15–TC18.

［5］Kumazoe H，Matsunaga K，Nagata N，et al. "Reversed halo sign" of high-resolution computed tomography in pulmonary sarcoidosis［J］. J Thorac Imaging，2009，24（1）：66–68.

［6］Nunes H，Brillet PY，Valeyre D，et al. Imaging in sarcoidosis［J］. Semin Respir Crit Care Med，2007，28（1）：102–120.

［7］Little BP. Sarcoidosis：overview of pulmonary manifestations and imaging［J］. Semin Roentgenol，2015，50（1）：52–64.

［8］Nishino M，Lee KS，Itoh H，et al. The spectrum of pulmonary sarcoidosis：variations of high-resolution CT findings and clues for specific diagnosis［J］. Eur J Radiol，2010，73（1）：66–73.

病例 30

（本病例由南京市胸科医院侯志波提供）

张某，男，39岁，因"胸闷气喘伴咳嗽2周"入院。患者2周前无明显诱因出现咳嗽，伴胸闷气喘，近两日有发热，体温最高38.2℃，患者当时未进一步诊治，此后上述症状反复发作并逐渐加重。

查体： 左侧呼吸运动弱，左侧呼吸活动度、语颤减弱，听诊左肺呼吸音弱，未闻及明显干、湿啰音。心律齐，心率98次/分，各瓣膜听诊区未闻及病理性杂音。

辅助检查： 检查结果如下。

胸部CT：左肺软组织肿块伴少量出血，左侧胸腔积液（图2-30）。

肺穿刺病理：肺肉瘤样癌。

诊断： 肺肉瘤样癌。

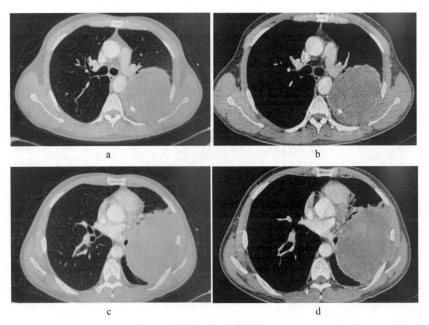

图 2-30 CT 图像

问题 1：肺肉瘤样癌的临床特点有哪些？

①肺肉瘤样癌是一种恶性上皮性肿瘤，侵袭性强，预后差，多见于吸烟的老年男性患者。

②肺肉瘤样癌发现时往往肿块比较大，偶尔有在肿块较小时被发现的情况，病灶多靠近胸膜。

③中央型肺肉瘤样癌病灶常位于肺门部，肿瘤向腔内外生长，肿块常较大，生长较慢，支气管受压阻塞，可造成阻塞性肺炎或肺不张，患者可有咳嗽、咯血、发热等临床表现，多有肺门纵隔淋巴结肿大，纤维支气管镜检查常见支气管受压。

问题 2：肺肉瘤样癌的影像学特点有哪些？

①肿瘤体积较大，直径多大于 5.0cm，病灶多位于右肺，上、下肺叶发病情况无明显差异。

②中央型肺肉瘤样癌可伴有阻塞性肺不张和阻塞性肺炎，肿瘤边界可显示不清。

③周围型肺肉瘤样癌多位于肺外周、胸膜下，与胸膜关系密切，肿瘤形态多为圆形、椭圆形，边界尚清，有分叶，少数患者可见毛刺征。

④多数患者的 CT 增强显示呈迅速和持久的轻至中度均匀或不均匀强化，肿瘤较大者表现为肿块边缘及肿块内斑片状强化。肿块边缘厚薄不均的环形强化及肿块内不均匀斑片状强化呈浮冰样或融冰样改变，是原发性肺肉瘤样癌的强化特征。

参考文献

[1] 张波，梅广雄，康凯夫.原发性肺肉瘤样癌 1 例 [J].临床与实验病理学杂志，2021，37（10）：1275-1276.

[2] 于正伦，黄静，徐红亮，等.原发性肺肉瘤 30 例临床分析 [J].中国呼吸与危重监护杂志，2016，15（4）：412-414.

[3] 许多，戴平丰，王丽华.肺肉瘤样癌 4 例报道并文献分析 [J].放射学实践，2015，30（11）：1145-1147.

［4］黎君翔，王振平，陈集敏，等.原发性肺肉瘤样癌的CT表现与病理对照分析［J］.实用医学杂志，2014，30（19）：3199-3200.

［5］朱莉，叶剑定，陈群慧，等.肺肉瘤样癌的CT表现与病理分析［J］.中国医学计算机成像杂志，2013，19（2）：124-126.

［6］吴红珍，江新青，魏新华，等.原发性肺肉瘤样癌的CT诊断［J］.中国医学影像学杂志，2013，21（2）：85-87，91.

［7］武红英，蔡少华，李仕福.2001—2010年我院肺肉瘤样癌的临床及病理特征分析［J］.中国全科医学，2012，15（12）：1359-1361.

［8］李绪斌，叶兆祥，肖建宇.原发性肺肉瘤样癌的CT表现［J］.中国医学影像技术，2011，27（6）：1155-1158.

［9］李天女，黄庆娟，苏梅，等.肺肉瘤样癌22例的CT表现特征［J］.南京医科大学学报（自然科学版），2009，29（2）：275-276，278.

（本病例由南京市胸科医院侯志波提供）

樊某，男，58岁，因做胸部 CT 检查发现右肺下叶占位 10 余天入院。患者 10 余天前因咳嗽症状不见好转在当地医院行胸部 CT 检查，发现右肺下叶占位（图 2-31），后至南京某医院查 PET/CT 示右肺下叶占位，^{18}F- 氟代脱氧葡萄糖（^{18}F-FDG）摄取增高，纵隔多发肿大淋巴结，考虑肺癌可能性大。患者自觉活动后胸闷、气促。

查体：体温 36.5℃，心率 85 次 / 分，呼吸 17 次 / 分，血压 135/80mmHg。全身浅表淋巴结未及明显肿大。两侧呼吸运动对称，双肺叩诊清音，双肺呼吸音清，未闻及明显干、湿啰音及哮鸣音。

诊断：大细胞肺癌。

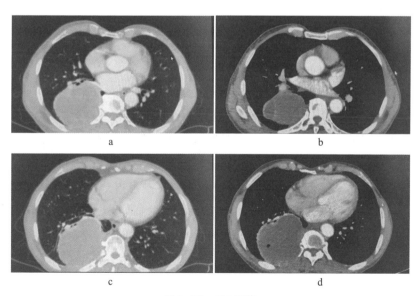

图 2-31　CT 图像

问题 1：大细胞肺癌的临床特点有哪些？

①大细胞肺癌比较罕见，占全部肺癌的 1%~5%，常发生于中老年人，吸烟者、男性多发，男女发病比例为 5∶1，大多属于周围型肺癌。

②大细胞肺癌呈侵袭性生长，发展迅速，是高度恶性的神经内分泌瘤。

③病程短，易侵犯相邻肺叶，较早出现淋巴转移或血行转移，致死率较高。

④少数具有神经内分泌活性，引起副肿瘤综合征。周围型大细胞肺癌由于分化差，肿物生长较快，多累及胸膜，伴胸腔积液。

问题 2：大细胞肺癌的影像学特点有哪些？

①主要表现为周围型，超过 60% 的病例可见肿块直径 > 4.0cm，常侵犯胸膜或胸壁而引起胸痛或胸腔积液。

②病灶呈实性斑块状影，边界不清、光滑或大部分光滑，外形呈不同程度的分叶状，毛刺征或棘突征均不多见，胸膜凹陷征不多见，空洞与钙化少见，没有空泡征。

③因生长迅速，分化程度低，容易发生坏死液化，平扫密度不均。增强后可见轻度强化。

④多有区域淋巴结转移，部分病例可见病灶侵犯胸壁，或远处转移。

参考文献

[1] 杨阳，张志远，傅炜萍．大细胞肺癌的病理和治疗的研究进展［J］．实用医学杂志，2023，39（5）：544-549.

[2] 陈涛，陈伟，吴彩云，等．肺原发性大细胞神经内分泌癌 CT 与 PET-CT 表现及病理分析［J］．临床放射学杂志，2019，38（6）：1038-1041.

[3] 刘洋，王悦虹，阮伟良，等．肺大细胞神经内分泌癌患者的临床病理学和胸部 CT 特征分析［J］．上海医学，2018，41（6）：339-343.

[4] 张海深，王勇，钟涛，等．肺大细胞癌的 CT 诊断价值［J］．中国临床医学影像杂志，2007，18（6）：415-418.

[5] 邓克学，金启安．肺大细胞神经内分泌癌的 CT 诊断［J］．中国医学影像技术，2004，20（7）：1109-1110.